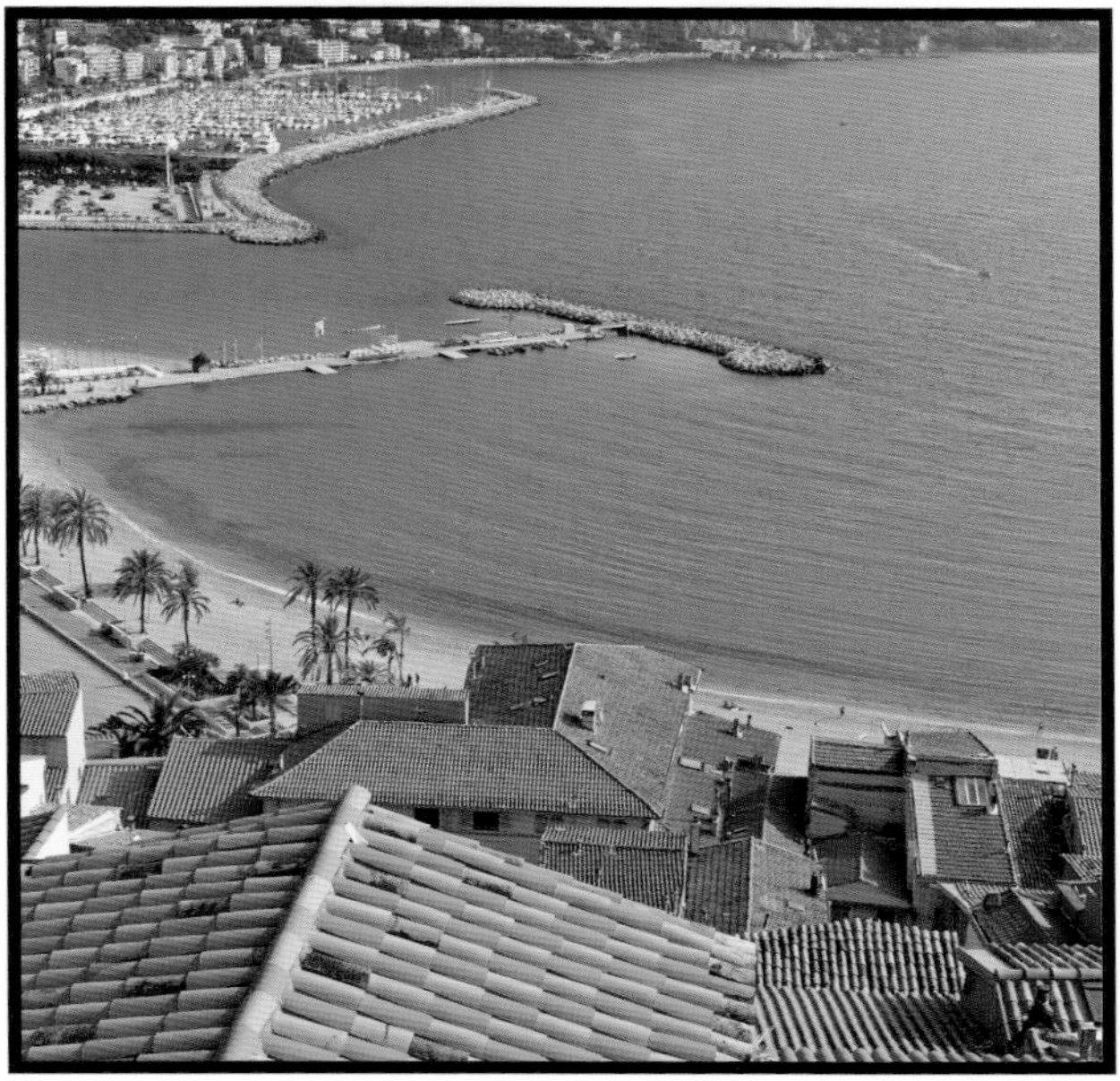

またいつか来れるかな、
前もこの景色見て、思った。
また、来たいね。

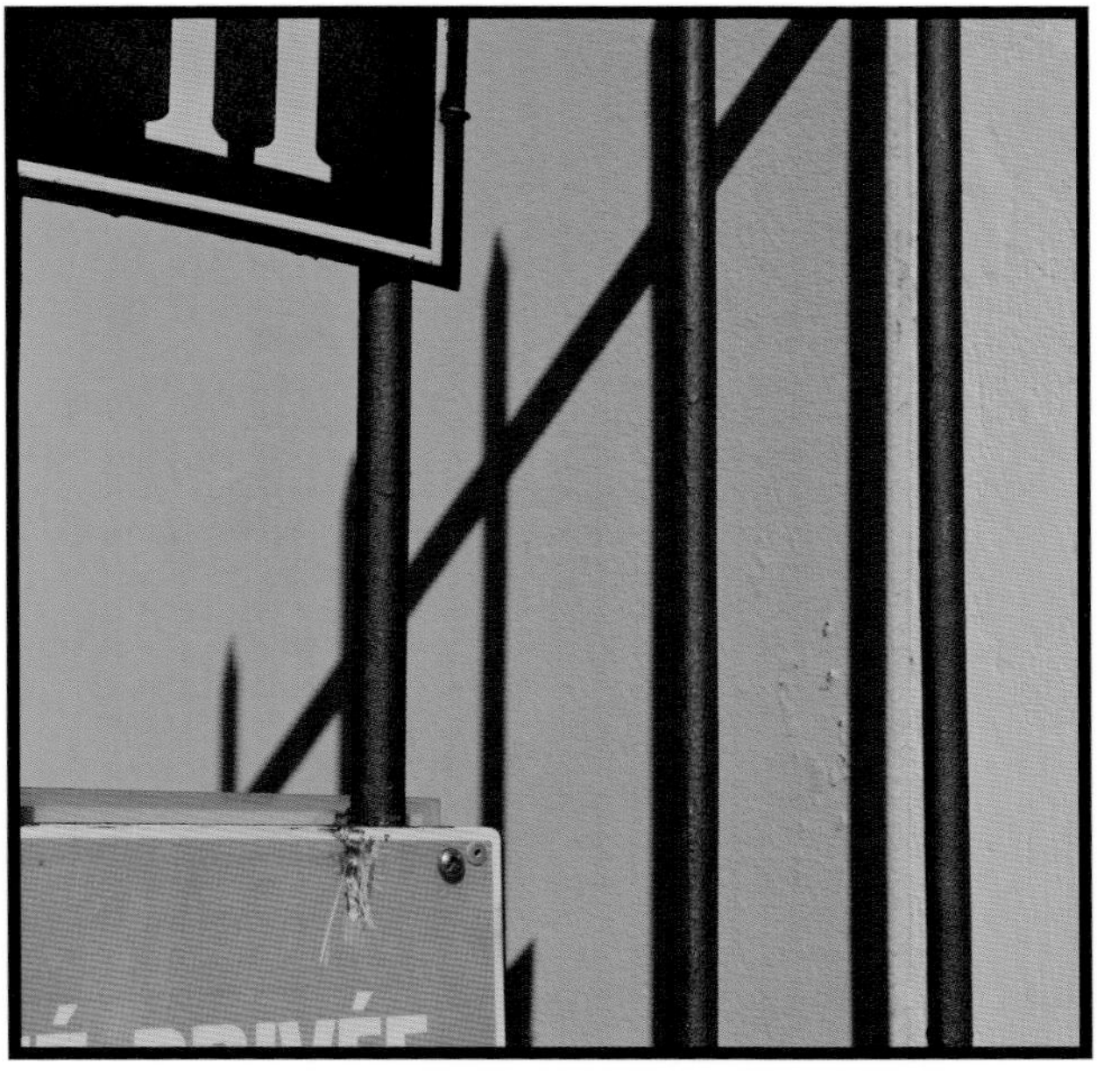

たまらない色の組み合わせ。
一瞬、光が味方してくれた。
いい影がアクセントになった。

写真＆文　佐藤倫子

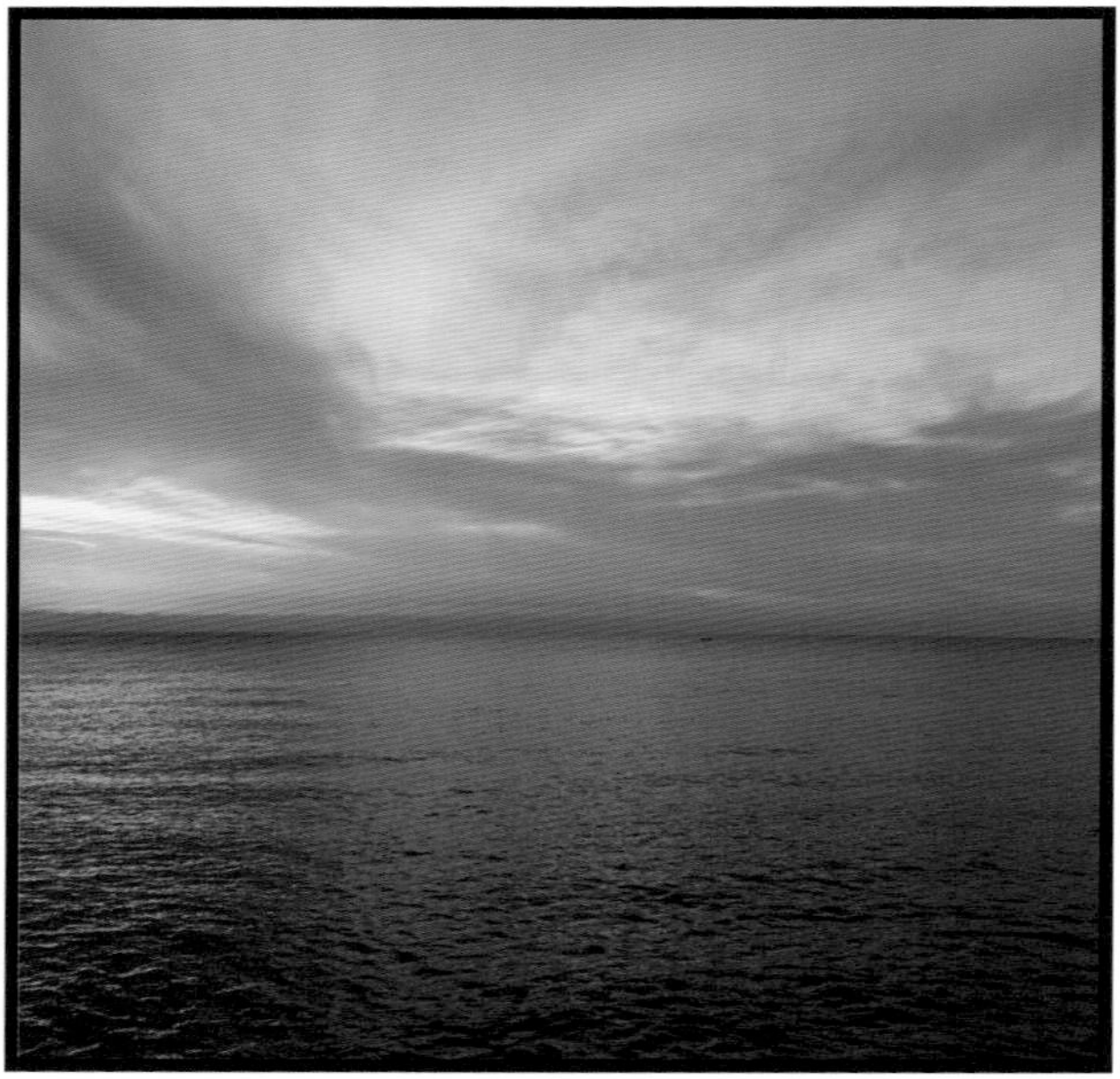

どこかの海の、その夕焼けは、
どこかの誰かの大切な思い出になっている。

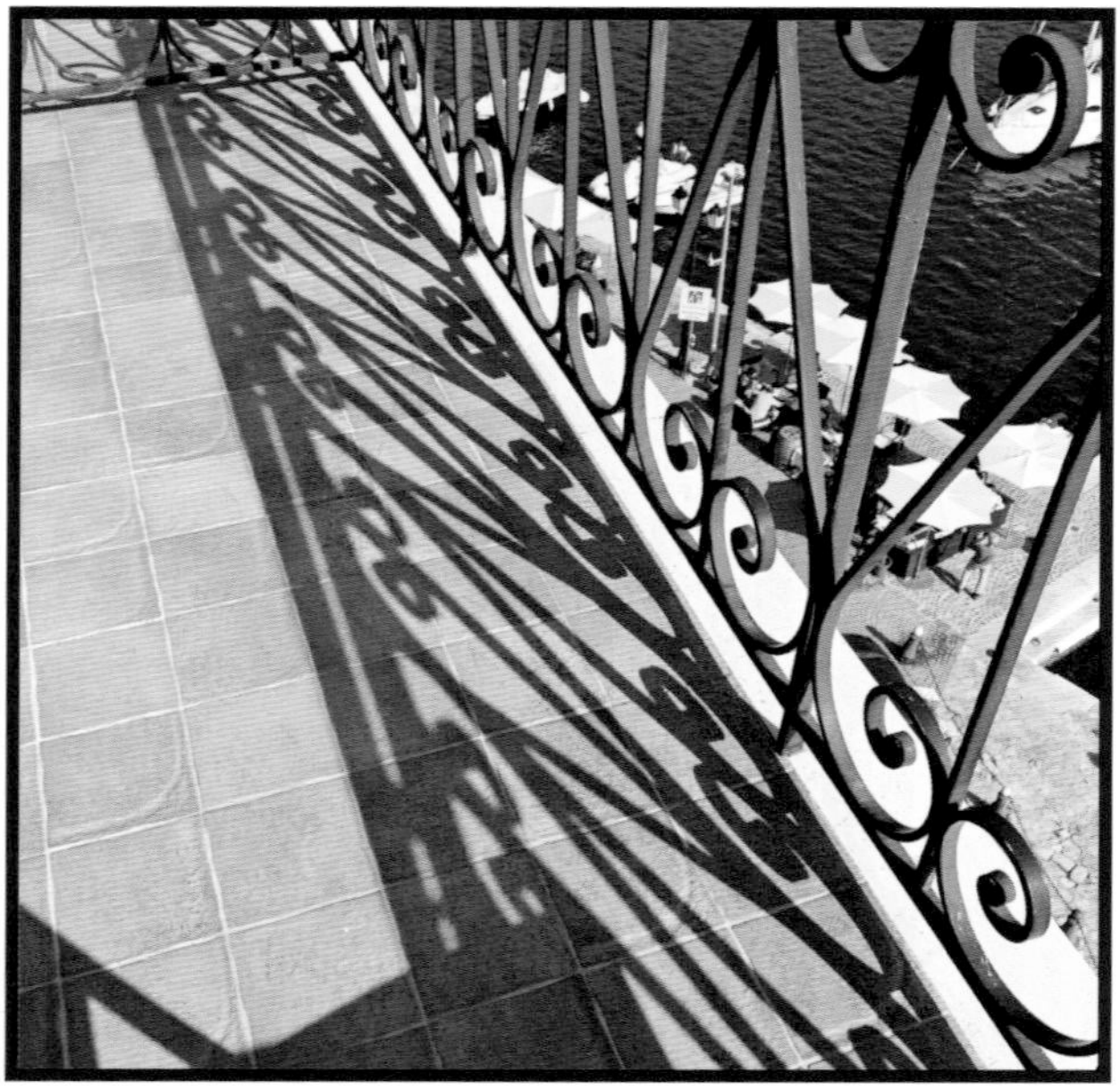

ホテルのバルコニー。部屋からの眺めが最高！
でもそれより？
私にはこのイカシタ影に、夢中。

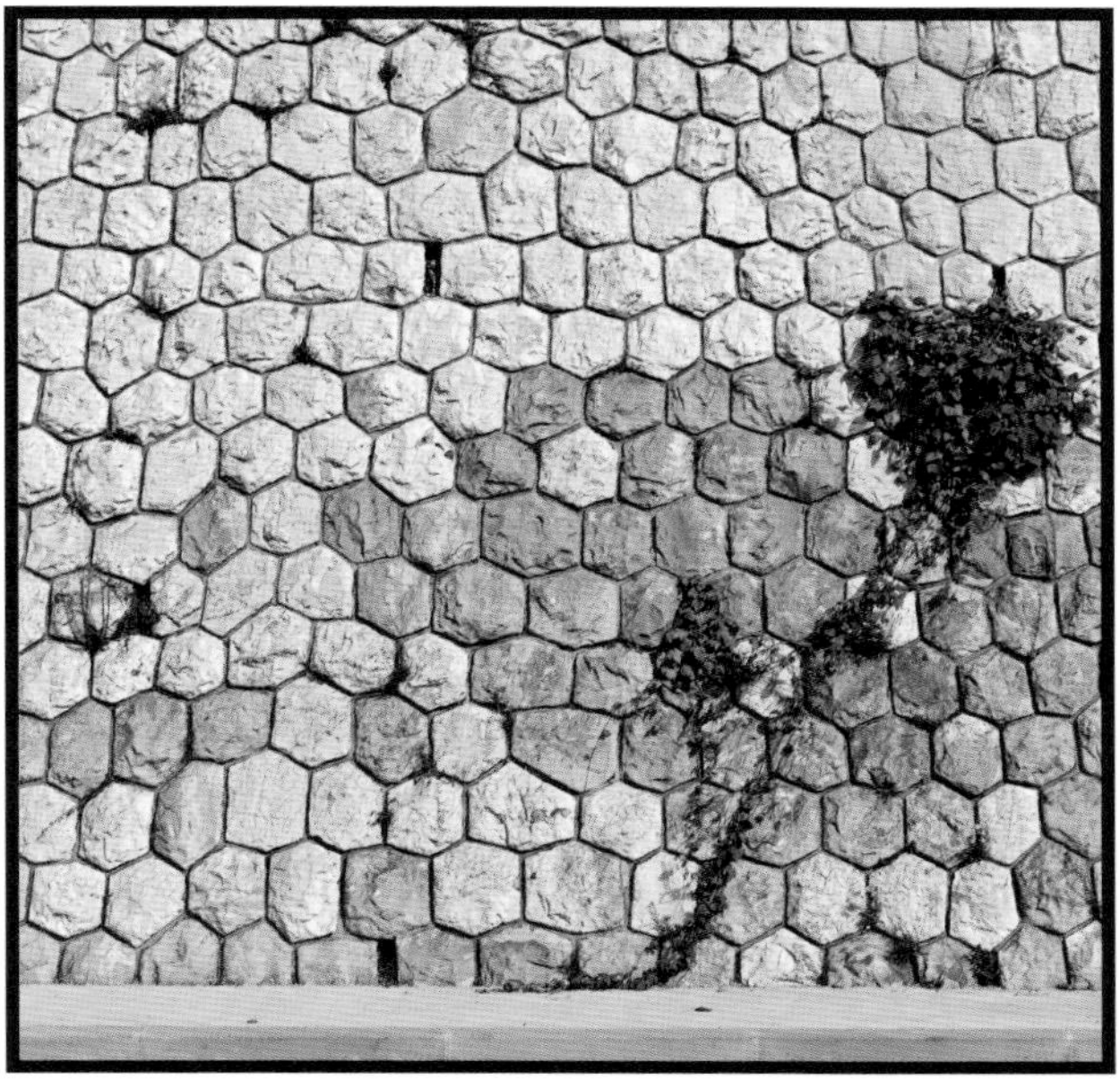

旅も終盤。
ガソリンスタンドに立ち寄り、車から見えたこの緑に、
お疲れ様、と言われた気がした。

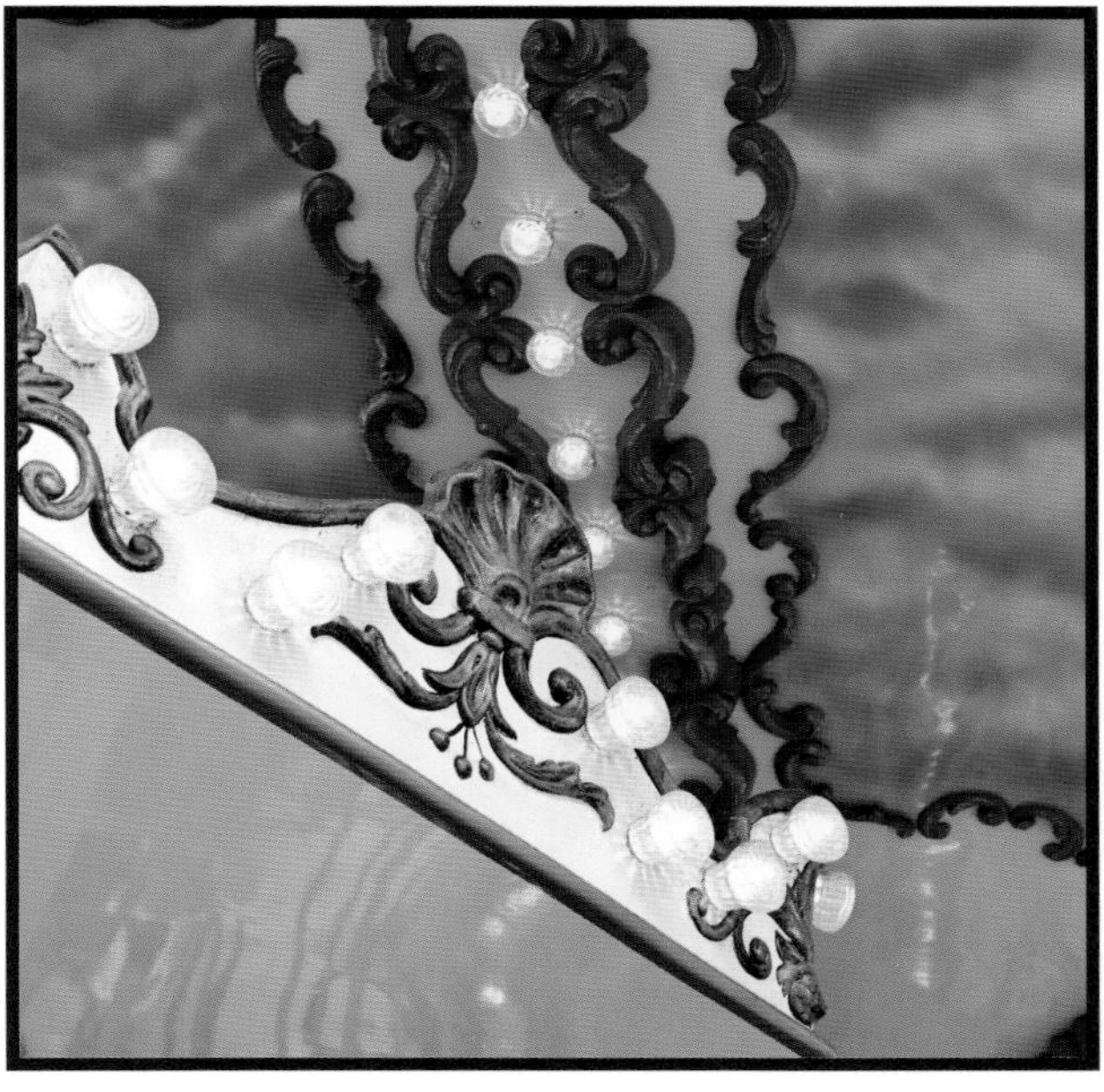

メリーゴーランドがあったの。
可愛い、小さな。
私が目に付いたのは、ここ。

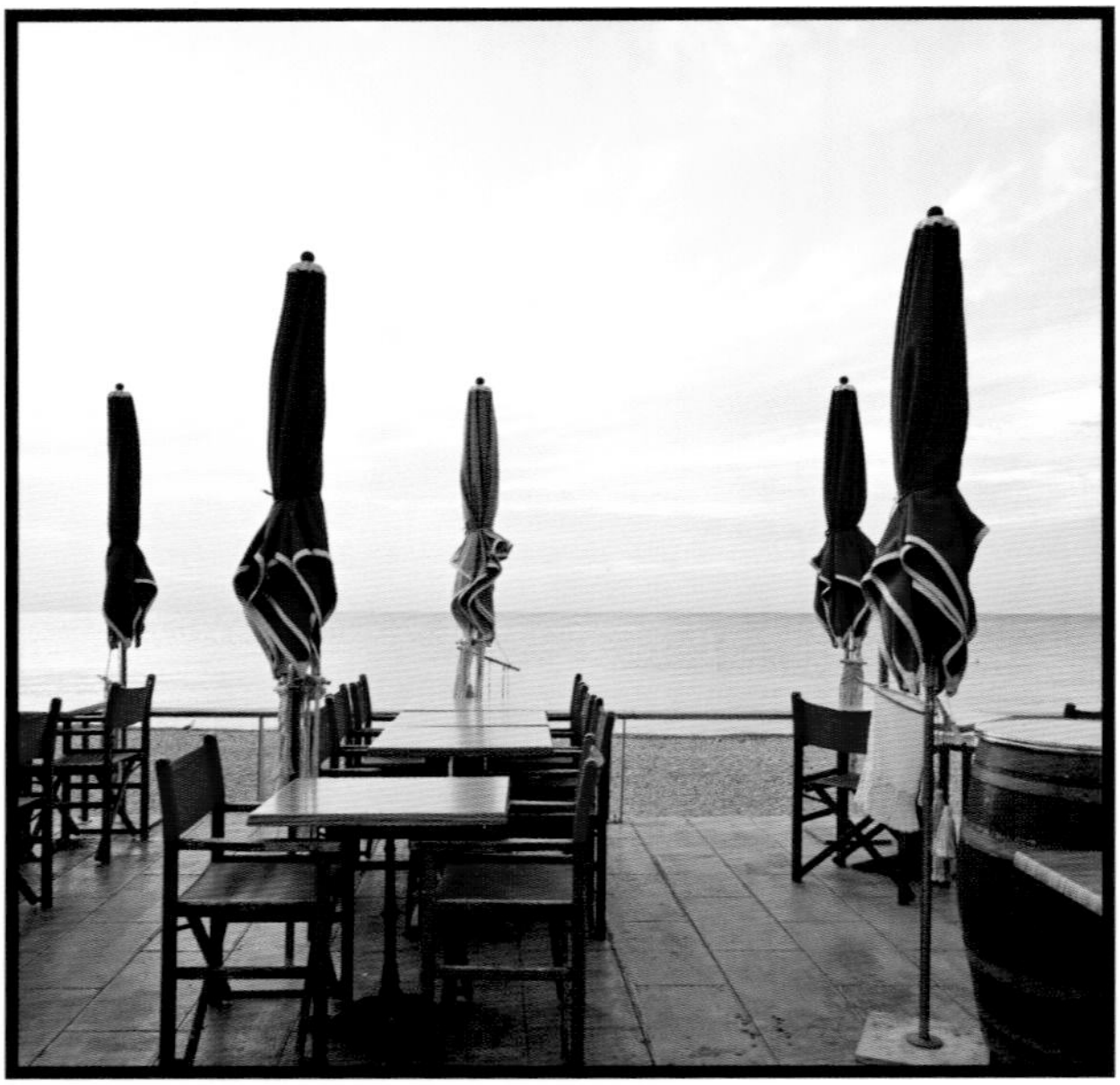

開店前の海辺のレストラン。
静かに、始まりを待っているみたい。
すべてが絵になる。

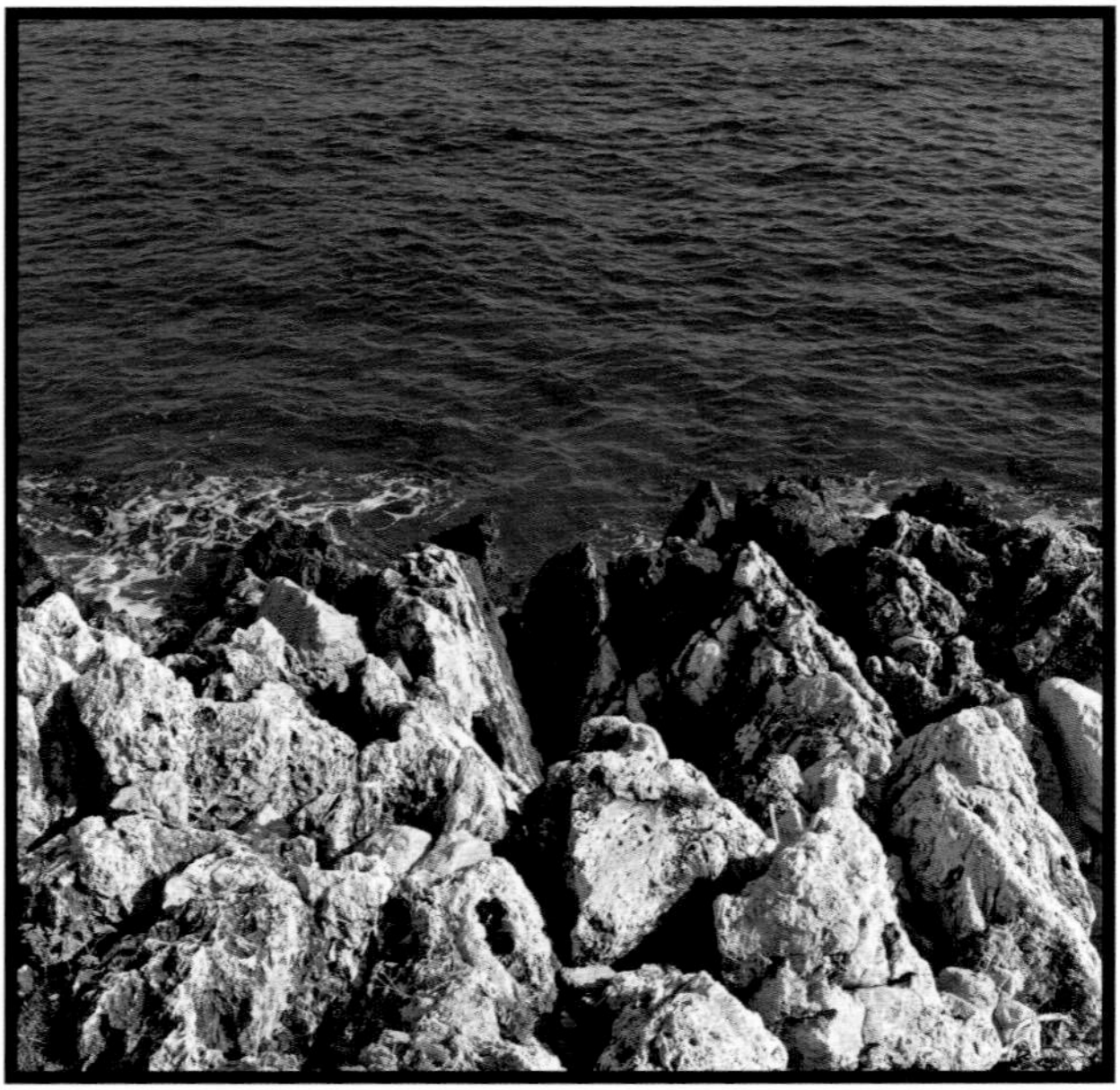

日差しが心地いい。強すぎず、眩しすぎず。
あまりに美しい青に、思わずシャッターをきる。
この感覚、すごく好き。

佐藤倫子（さとう みちこ）#rinco
株式会社資生堂 宣伝部写真制作部に入社。退社後フリーランスに。佐藤独自の撮り方で魅せるクリエイティブスナップ作品を都内中心に個展・グループ展を開催。女性の美しさを追求する撮られ方をイベント講座やセミナーなど企画、活動中。主に化粧品などの広告写真を撮り続けてきたことが基本となり、作品にも「美」のある写真をつくり続けている。また内面からの美しさも追求しており、太極拳のインストラクターの資格も取得。ニッコールクラブ顧問

人を見て、病気を診ず

医者が教える心の秘密

医学博士
木村謙介

はじめに

早いものでタウンニュース誌にコラム「病気が教えてくれるもの」を寄稿してから50回目を迎えた。そもそも「病気（＝身体の不調）になる前に、病気の芽（＝心の不調）を摘みたい」という念《おも》いでクリニックを開業したのだが、通常の診療で行えることには時間的な制約もあり、限界も感じていた。そこで「相談外来」というものを開設して、心の不調が原因で体調不振に陥っている人たちの〝心を救う〟試みを始めた。さらに、何らかの事情でクリニックに通院できない人たちに対して「病気に打ち克つための生き方のヒント」を〝遠隔診療〟としてお伝えできるのではないかと考えて始めたのがこのコラムだ。

いざ始めてみると、読者から思いがけない嬉しい反響を頂くことができた。この度、50回目を記念して、こうして出版することができたことに対し、ご縁を頂いたすべての方々への感謝の念いで一杯だ。

僕は決して名医と言われる医者ではない。けれども、医者になってからずっとブレることなく、「患者の心」にフォーカスして診療を行ってきたことに対しては自信がある。〝自分とは違う環境で生まれ、育ち、固有の「人生問題」と向き合って日々、格闘している人間が、体調不良を訴えて目の前に現れる〟というのが臨床を生業とする医者にとっては日常の風景だ。正直言って僕は、患者の体調不良や病気そのものよりも、その人に固有の、人間関係の悩みやさまざまな苦難・困難といった「人生問題」というものに、限りなく関心がある。何故なら、その問題が何であり、それをどのように感じ、考え、向き合ってきたか、あるいは向き合ってこなかったか、ということこそが「その人そのもの」であり、「その人の人生そのもの」であると思っているからだ。

更に、すべてがそうであるとは言わないが、病気や体調不良は、「人生問題」にどう向き合ってきたかの「結果」であるとさえ考えている。「結果」を変えるには、「原因」を修正しなければならない。「原因」である「人生問題」に対して、自分や周りが幸福になるように、問題に対する見方や考え方の軌道修正を手伝うところまでやってはじめて、医者はその使命を果たせるのではないかと思うのだ。

まだ人生の半分ちょっとしか生きていない自分ではあるけれど、診察室という狭い部屋の中で、〝病人〟の心の中を覗き続けてきた経験から得た智慧《ちえ》は、他の人が幸福に生きていくための「人間学」として、お役に立てるかも知れないと考えている。心と身体が想像以上にリンクしていることを確信した医者にとって、体調不良や病気を根本的に治癒させるために、「心の軌道修正」が必須であることはもはや明白である。そもそも「人生問題」とは、その人の心や魂の向上のために、意味をもって人生の途上に現れてきているという信念があるからだ。逆に言えば、何の苦難や困難もない人生など、何の心の成長にもつながらず、この世に生まれて来た意味はないし、そのような人生など経験する必要はない。病気になることですら、ひとつの「人生問題」であり、大事な学びを得るための大きなチャンスにもなるのだ。本書が、皆さまの人生を豊かにし、幸福に生きるためのヒントになれば幸いである。

もくじ

はじめに……3
序章……13
病気が教えてくれるもの……19
01 病気を恐れながら生きていると、やがてはそれを実際に手に入れてしまう
02 言葉の重みを知っている医者は、決して患者に不安や恐怖を与えない
03 世の中には、病気になりたいと潜在的に望んでいる人がいる
04 「現在ただ今」に何か問題がある時、必ず過去にそれが生じた理由がある

05 相手を失った時に後悔するような夫婦文化で本当に良いのか？

06 人生の晩年においても、「未来への希望」を持つことができる考え方

07 〝合格者〟とは、受ける前から既に勝っている人のこと

08 「日常で一番アクセス頻度の高い感情」が、その人の「人生の質」を左右する

09 「最後には絶対に幸福になろう」という決意が大事

10 母の鼓動は〝安らぎと信頼の象徴〟であり、〝無償の愛のシンボル〟なのだ

11 何でも悪い方に考える「取り越し苦労」の背景に存在するのは〝恐れる心〟

12 身体の機能が次第に衰えていく過程は、人間に与えられた準備期間

13 「心の事件」が解決されないと、身体的な不調は根本的に解決することはない

14 自分だけではなく、他の人をも幸福にするような夢を描く

15 「認められたい」という一心で頑張っても幸福にはなれないものだ

16 「相手の不幸を願い続ける戦い」など負けるが勝ちに決まっている

17 深層心理が「病気」になることを欲している。これが体調不良の原因である

18 〝ホンネ〟を変えることができれば、〝不可能〟を〝可能〟にすることができる

19 苦難な時でも朗らかさと笑顔を忘れず、自分を大切にしながら、利他に生きる

20 フィジカルからフィロソフィーに昇華した一流アスリートの発言には説得力がある

21 心のベクトルの向きを180度変えて、幸福で、明るい人生を謳歌する
22 80歳を過ぎた晩年になっても、未来に希望が持てる考え方が一つだけある
23 不愉快な感情や怒る心は、体の中で悪しき化学変化を引き起こす
24 人間は、良いものよりも悪いものに、より影響を受けやすい
25 ネガティブな情報から、ポジティブなエキスを抽出する智慧を持つ
26 社会に出て問題を起こす「エリート」には共通する理由がある
27 不運な出来事にも〝学び〟を得られれば、人生は勝利に彩られるだろう
28 病気を〝人生の主役〟にせず、「気付き」を得て人生を好転させる

29 人は、ある刺激に対して、無意識に同じ思考パターンをとることが多い

30 身体の姿勢や動きが、心の状態や感情に影響を与えることがある

31 「当たり前」と思う事柄にも感謝の意識を向ければ、未来も変わる

32 変わらない相手に業を煮やすよりも、相手を見る自分の意識を変える

33 誰でも必ず、特別な〝才能〟を持って生まれてくる

34 病気を生み出し、病気を治す真なる主役は、間違いなく「心」である

35 身につけるべき最も大切なことは、「良き習慣」の確立である

36 人は、苦難困難に打ち負かされるために生まれて来たのではない

37 見返りのない「陰徳」を重ねることが、その人物の品格やオーラを創る
38 病気になる理由は持っているけれど、治る理由を持っている人は少ない
39 「人生」という道を進む「肉体」という乗り物の運転手は「心」だ
40 人生にとって、最も価値のある資源は時間である
41 「命」は有限であるからこそ尊く、大切にしなければならない
42 心と体のどちらをより鍛えるべきか？ それは間違いなく「心」である
43 人に何かを与えた人生であったのか、それとも何かを奪った人生であったのか
44 「正しさの基準」は、透明無私な心の中にこそ存在する

45 ポジティブな「思い込む力」が最大限に免疫力を高める
46 日々に検温すべきは体温ではなく、〝心の温度〟である
47 「愛」に見返りという紐を付けると、その瞬間に「愛」は死ぬ
48 〝怒り〟のほとんどは存在価値を否定されたことによるもの
49 新型コロナウイルスが人間から奪った最大のものとは
50 人生の幸・不幸を左右するのは、間違いなく「考え方」である
おわりに……120

序章

２０１９年12月に現在のクリニックに移転する際、医療の世界に「美の意識」を導入することを思いついた。「医療と美」の接点はいったい何だろう。美しいものに接すると、パッと心が熱くなる瞬間がある。美には必ず「心の感動」が伴うものだ。だから、医学が美学であるためには、人の「心」にフォーカスする必要があり、人生を変えるような〝ミラクル〟が必要ではないかと考えた。

人間を機械であるかの如く取り扱う現代医療では、〝油〟（薬）を差したり、〝部品〟（臓器）を修理し、交換したりすることで、〝耐久性〟（寿命）を延ばすことを目的とする。さらに今後、ＡＩや医療ロボットの登場により、診断や処方、治療技術の分野で、〝正確性〟なるものは加わるだろう。けれど、「心」が存在しない医療には、〝ミラクル〟は期待できない。そこで僕は、内科クリニックの中で、患者の「心の在り方」を診る「相談外来」を設けた。

人間関係における悩みや、仕事のストレスをずっと抱えていると、大抵、体調を崩す。ほとんど何らかの「心の事件」が病気や体調不良の原因になっていることが多いのだが、心の解決は〝後回し〟にされる。自らの「心の弱さ」を認めたくない気持ち、〝本物の病気〟が隠れているのではないかという不安、精神科や心療内科を受診するのは敷居が高いと感じていることなどがその原因と考えられるが、内科で気軽にメンタルの相談ができるということは、それなりにニーズがあるのではないかと考えて始めたのだ。

そこで気が付いたのは、これまでの自分の人生を肯定することができず、かなうならばもう一度人生をやり直したいと考えている人が多いということ。自分の周りにいる人や環境が、自分を不幸にしていると確信している人も存在する。〝否定された人生〟の中に埋もれ、見落とし、気付かれないでいた〝光〟の断片を見出そうとインタビューを続ける。

しばしばその探求が生い立ちまで遡ることも多い。すると、すべての人の人生には、間違いなく〝光〟が存在していることを発見する。

〝光〟とは優しさや愛、勤勉さや正義感など、生まれながらにして備わっている「美徳」が表現されている輝く瞬間のことである。それは、自分自身の行為の中に発見する場合もあるし、両親や、兄弟姉妹、友人や恩師、上司や同僚の言葉や行為の中に発見することもある。自分では気付いていないことがほとんどで、発見した〝光〟を指摘すると、ハッとしたり、涙を流したり、それが自分自身の人生を受け入れるきっかけになる。それからゆっくりと時間をかけて、世界でオンリー・ワンの自分の人生を愛し始め、その主役である自分自身への信頼を回復させ、脇役である身近な人たちの人生をも思いやろうと変化する。

かくして、「心の事件」には、自分には見えていなかった別の意味や解釈があったことを知る。そして、それが、その時の自分にとって重要な〝気付き〟を与えてくれていた「必然の出来事」であり、後の人生の荒波を超えるための「予行演習」であったことを悟る。

そんな過程で、体調の不良はいつの間にか消え、時には数年以上にわたって苦しみ続けていた〝難病〟ですら治癒していくことも経験する。

クリニック移転の際、アーキテクトの吉田敏明氏の紹介で、写真家の佐藤倫子氏とご縁を頂いた。彼女の撮影シーンを拝見した時、僕は何故かデジャヴ（既視感）を感じた。風景全体の中から、瞬間の美を捉えてシャッターを切る。その〝刹那〟の時間に、一瞬の閃きで獲物を射貫く姿はまるで〝スナイパー〟だった。そこには、何度もシャッターを切って、後で「写りの良いもの」を残そうというアマチュア的な甘えは一切なく、プロフェッショナルに徹した一瞬の真剣勝負を感じた。情報量の多い、雑多な風景の中に潜む宝石、無駄を削ぎ落とした中に見えてくる本質、誰も気付いていなかった「そこにあった光」を一瞬にして捕獲してしまう……。撮影された作品は、「世界は確かに美しいのだ」という確信に溢れ、その芸術性に感動を覚える。「相談外来」の中で行っている、人生の中の〝光〟を発見する作業と、写真家が風景の中に存在する一瞬の美を捉える技が重なってみえたのだ。

移転したクリニックには、写真展を行うためのギャラリーが存在する。そこでは、佐藤氏の作品と、彼女の主催するグループ（rinphoto）のメンバーたちの作品が4か月毎にリニューアルされて展示している。本書のカバーと巻頭に掲載した写真は、今は病床に伏している妻との思い出の地である南フランスにて、佐藤氏によって撮影された作品である。

「クリニックを訪れる病気の方が、一瞬でも〝痛み〟を忘れて心を止める『癒しの瞬間』をプロデュースしたい。それがこのギャラリーでの自分の役割だ」とクリニックの移転を記念して、特別に撮影されたこれらの作品は、院内ギャラリーの〝こけら落とし〟で展示させていただいた。本書の出版に際して特別にキャプションを入れていただき、読者の皆さまにも巻頭で「癒しの瞬間」を疑似体験していただくことにした。

２０２０年11月30日（愛する妻の誕生日に）

病気が教えてくれるもの

01

病気を恐れながら生きていると、やがてはそれを実際に手に入れてしまう

情報社会にあって、病気に対する知識や情報は、今やネット検索すればいくらでも入手できてしまう。医療系のテレビ番組もファンが多いと聞く。問題は、これらの情報がネガティブに受け取られやすいということだ。つまり、得た情報を〝文字通り〟に受け取って、そのまま自己投影し、不安と心配の虜になる。

「こんな症状や兆候があると、恐ろしい病気である可能性があります。最悪の場合……」。こんな調子で語られているものだから、ちょっとでも自分に当てはまっていようものなら、気分が良いわけはない。でも、この時にどう反応するかということが、その人が将来、病気になりやすいかどうかを占うのである。該当する症状や兆候が存在した場合の、適切な反応というのは、必要以上に〝盛り上がる〟ことなく医療機関を受診して診察や検査を受

けるというものだろう。これが恐らく、中道の精神だ。恐れず、侮らず、焦らず、遅れず。

けれど、その情報を知った瞬間から不安と心配の虜になって「不幸の壺」に入ってしまう人たちは、それが有用な情報であると判断するための医学的な基礎知識もないのに、それが公的なメディア媒体から発せられているというだけで、まるで検問を通過した〝一般常識〟であると錯覚してしまう。英国の哲学者であるジェームズ・アレンは、「心の中でくり返しめぐらされている思いは、それが良いものでも悪いものでも、その内容に応じた結果を、肉体内で確実に発生させているのです。病気を恐れながら生きている人たちは、やがてそれを実際に手にする人たちです」と言っている。

僕は、外来で接する、「不幸の壺」に入っておられる患者さんを見つけては、お一人お一人に、壺から出て来られるように導いて差し上げたいという思いでいつも診療をしている。何故なら、「不幸な壺」に入っている限りは決して病気は真に治ることがないから。次々と新しい病気を連鎖的に引き起こす。アレンの言う通りなのだ。外来では、時には、優しく、時には厳しく語りかける。でも、診察室では時間が足りない。この本を読んだ人が、一人でも〝壺の外の光〟を感じていただけたらと思う。

02

言葉の重みを知っている医者は、決して患者に不安や恐怖を与えない

僕はいつも、ある確信をもって診療を行っている。それは「〝変わった〟症状の背景には、その患者固有の〝変わった〟理由（独自性）」があるということだ。コモン・ディジーズと言われるよくお目にかかる病気や、稀であっても有名な病気の特徴は、その専門領域の医師であれば通常は把握している。けれど、それを〝はみ出した〟症状を抱えて来院した患者の場合、その症状のルーツを慎重に探ると、かなりの確率で患者の「特別な事情」が見つかる。「特別な事情」は生活習慣、仕事内容、部活や趣味などで維持される身体の姿勢やユニークな行動様式の中や、家庭内やご近所、職場や学校内の人間関係、過労などのストレス、過去のトラウマの中に見つかることもある。それを見つけて指摘し、解決策を提示すれば、薬も要らずに症状が取れることを何度も経験してきた。けれど、特にメンタルなことに起

因している場合、多くの人は心の世界で起きている「事件」がその症状の原因であることに気付かず、何か背後に身体的な病気があって症状が出現しているのだと考えている。

医師は、病気が存在するかどうかの判断に対して、必要に応じて診察や検査を行うが、検査結果には問題がないことも多い。異常がないと経過観察されるが、原因が特定されない限り症状は続くことが多い。

僕が経験した「特別な事情」の中で、特に自戒として教訓になっているものがある。それは、「過去に医師から言われた言葉」が心に刺さって離れないという「特別な事情」だ。専門家であるが故に、影響力のある医者から放たれた「治らない」「ひどくなる」「命にかかわる」……、言葉による傷は、潜在意識に深く突き刺さり、症状や病気をいっそう悪化させるという事実を認識している医師は少ない。結局、厳しい言葉を使えば医者は権威者のごとく振舞えるし、患者は従順になり、嫌われることはあっても訴えられることは少ないからだ。言葉の重みを知っている医師ならば、患者に不安や恐怖を与えないように言葉を選ぶ。そして、どんな状況であっても、希望を与えようとするものだ。それこそが、間違いない主治医を見つける最大のポイントなのだ。

03

世の中には、病気になりたいと潜在的に望んでいる人がいる

信じられない話だが、世の中には病気になりたいと潜在的に望んでいる人がいる。本人は、そのことに気付いておらず、ただひたすらに、つらい症状の産みの親である〝病気〟を探す旅に出てしまうのだ。

人は皆、心の奥底では、誰かの役に立ちたいと考えている。だから、自分の存在価値や貢献度を他の人から認められると幸福を感じる。一方で人間関係が慣れ合いになると、損得感情が支配し、習慣的に成される〝善なる行為〟は、いつの間にか「当たり前」とみなされる。典型的なのは、子育て世代の夫婦関係だ。夫は家族の安泰のために、仕事を生活の中心に据え、出世のため限界に挑戦する。妻は子育てに追われ、家庭という狭い世界に閉じ込められているけれど、心も身体もフル稼働となり、仕事量は昼夜問わず半端ない。

そんな状況で、信じられないような症候群が妻を襲うのだ。

子供をずっと抱っこしているため、頸や肩凝りから頭痛が生じたり、授乳や夜泣きによる睡眠不足から体調不良を訴えたりなど、理由が明白な症状も多いが、原因のわからない頭痛、動悸、吐き気、胃痛、腹痛、身体のあちこちの痛みなどで悩まされている場合――。複数の病院を受診しても、検査異常が全く見つからず、それでも症状が持続する時、僕は〝病名を付けて欲しい症候群〟の可能性を考える。

病名が付くとどうなるか？ 病名が〝錦《にしき》の御旗《みはた》〟となり、家事が完璧にはできない理由が付く。そして自分の存在感を、貢献度を、苦労の軌跡を家族にアピールできる。それを本人の潜在意識が望んでいる限り、症状はいつまでも続くことが多いのだ。そのことを見抜き、解決策を伝授するだけで、すっかり症状が消失したケースはたくさん存在する。僕は、病気の妻をサポートして娘を育ててきたのでママの苦労はとてもよくわかる。パパの〝男はつらいよ〟も、もちろんよくわかる。だからどちらの味方でもある。僕の処方箋は「ありがとう」。心を込めて、先に言った者勝ち。

04

「現在ただ今」に何か問題がある時、必ず過去にそれが生じた理由がある

近頃〝瞑想〟ブームだと聞く。瞑想は、その字の通り「目を閉じて静かに考えること」くらいの意味で解釈される場合もあるが、仏教における本来の定義は、もっと次元が高い内容を持っているようだ。つまり、「心のリズムを整えて〝この世を離れた世界〟と交流できるような心境に自らを置く」というものだ。

瞑想をベースにアメリカで生まれ、日本に逆輸入された〝マインドフルネス〟というストレス対策がこの瞑想ブームの火付け役でもある。マインドフルネスの考え方は、簡単に言えば、過去からの持ち越し苦労（後悔、トラウマなど）や未来に対する取り越し苦労（不安、心配、恐れなど）を頭の中から一旦消去し、「現在ただ今」に意識を向けることで、悩みを解決するというものだ。

けれど、この考え方や方法に一定の効果があることを認めつつも、同時にかなりの物足りなさを感じる。何故かというと、人生における諸問題を正視することを避けていては、人間的な成長を期待することはできないからだ。「現在ただ今」に何か問題がある時、必ず過去にそれが生じた理由がある。その理由を正しく見ることができないから、未来に希望が持てないのではないかと思うのだ。

過去の事件の中にはその人に必要な教訓や学びが宝箱のように隠れており、未来には探そうとすれば希望や光が確実に存在する。そのような人生観を持つためには、如何なることでも環境や他人のせいばかりにせず、〝この世を離れた世界〟や〝第三者の視点〟で客観的に自己を見つめてみることが必要だ。

人は自己保存欲が強く、「反省」や「自己責任」という言葉が大嫌いだが、せめて瞑想の中だけは、心のバリアを外して自分を破壊し、自由な視点で自己を見つめたいものだ。その時、「日頃当たり前と思っていること」の有り難みにふと気付き、涙が出るくらいに感謝することができたら、病気や症状が消えていく〝奇蹟〟を経験することだってある。

これが本当の〝瞑想の極意〟だと思う。

05

相手を失った時に後悔するような夫婦文化で本当に良いのか？

「何だか最近身体の調子が悪くて……」「この頃、イライラして眠れない」「朝から身体がだるくて何もする気がしない」などの症状を訴えて来院されるシニア世代の奥さまたち。まずは「身体的に異常がないか？」を調べてみるが明らかな問題は見当たらない。で、いつから症状があるのかを探ってみると……。なんと驚いたことに、「主人が定年でうちに居るようになってから」とか、「うちの人が、単身赴任から帰って来てから」という答えを聞くことがとても多い。

ご主人が不在の間に〝奥さま文化〟が確立され、広々と自由に展開していた日常生活の中に、突然「空間占拠人」が出現し〝文化破壊〟を起こし始めると、もうリズムが合わなくて、しばらく我慢しているうちに体調不良が出現するのだ。

退職後の夫のパターンには二通りあって、（空気を読んで）趣味など外に居場所を求めるパターンと、もう一つは家にこもりっきりのパターンである。こもりっきりの場合、〝文化破壊度〟はより大きくなるが、仕事人間で無趣味であった可能性が高く、老年期うつ病の発症など精神面にも配慮する必要が生じる。

この〝夫婦冷戦〟に至るには、さまざまな問題が絡んでいることが想像されるが、前を向いて解決するには、お互いの考え方を大変革する決意と覚悟が必要だ。決してどちらか一方だけが悪いわけではなく、長年にわたりお互いに成すべきことを成してきただけなのだ。帰る家をずっと守ってくれた妻と、大黒柱として長年勤めあげてくれた夫。ああ、日本人のシニア夫妻よ！　相手を失った時に後悔するような夫婦文化で本当に良いのか？同じ体験をして感動を分かち合い、楽しい雰囲気を持続させるには、互いにそれなりの努力が必要だ。けれどその努力は〝奥さま文化の維持〟やその〝文化破壊〟なんかよりも、ずっとずっと価値がある。何故なら、それが「次世代への遺物」とすべき夫婦文化の創造につながるからだ。

二人の関係をじっと見ている世代がいることを忘れてはならない。

06

人生の晩年においても、「未来への希望」を持つことができる考え方

先日僕は、地元の老人会で講演をする機会に恵まれた。通常、医師が高齢者に話をする場合、その内容は、「どうしたら健康長寿ができるか？」と相場は決まっている。けれど僕の場合は、「人生の先輩たちに伝えたいこと」という演題で、話の内容は、なんと〝あの世〟の話をしたのだ。ある意味で、「高齢者に死を語る」という〝タブー〟を犯したわけだ。

何故そんなことをしたのかというと、高齢者の元気がないことの根本原因が〝そろそろ近づいてきた死〟に対しての考え方が暗すぎるからではないかと考えたからだ。

そもそも僕は、個人的な霊体験や医師としての経験から、〝あの世〟はあると強く確信している人間だ。けれど、霊体験などない人でも、眼に見えることしか信じられない人であっても、〝あの世〟はあると考えておいた方が良い理由は存在する。それは、もしも「あ

る」と信じていた〝あの世〟がなかったとしても、すべて無に帰するだけで、何もかもなくなってしまい、結局、誰も損はしないのだから、それはそれで良い。けれど、いざ死んでから〝あの世〟があってしまったら、根拠もないのに「ない」と強く信じ込んでいた人にとっては、かなりの驚愕であろう。家族に必死に話しかけて何も答えてくれない、壁もすり抜けてしまうし、物もつかめない、何が起こったのやら、どうして良いかもわからず、家や病院などの馴染みのあるところにずっと地縛してしまうかも知れない。だから、「ある」と考えていた方が良いに決まっているのだ。

いくらどんなに医学が進歩しても、人間にとって死は避けることのできない真理である。生に執着して死を必要以上に恐れ、ビクビクしながら晩年を過ごすよりは、〝あの世〟の存在を信じて、死後、唯一〝あの世〟に持って帰ることのできる〝心〟の錆び落としをしながら、家や財産、地位や名誉、家族など〝この世〟への執着を捨て去り、自由な世界への旅立ちを心待ちにして明るく過ごすことを、僕は医師として推奨したい。

何故なら、唯一これだけが、人生の晩年においても「未来への希望」を持つことができる考え方だから。

07

〝合格者〟とは、受ける前から既に勝っている人のこと

新年度が始まったばかりだが、受験生はもう既に準備に入っているだろう。年が明けて、いよいよ追い込みの時期になると、体調不良を訴えて来院する受験生も毎年少なからず存在するので早めにエールを伝えておきたい。受験生は、身体的にも大きな変化がある。部活を引退して運動量が激減し、さらに間食の量が増えて体重が増加する。机に向かっている時間が長くなって頸や肩がうっ血し、寝不足も加わって疲労が溜まる。一方、受験のプレッシャーの直撃を受けて胃腸障害を起こしたり、逃げ出したい気持ちから毎朝、頭痛に悩まされたり、模試の成績に伸び悩んで焦ってみたりと、メンタルに影響を及ぼす受験生も多い。

中学・高校受験では、「合格」以上の高いモチベーションを持って受験に臨んでいる学生は少ないが、大学受験では、安定した精神力を持続するためにも、ぜひとも崇高なモチ

ベーションが欲しい。つまり、「何故、自分は合格しなくてはならないのか」「大学で何を学び、将来どのように社会貢献するのか」に対する問いに、しっかりと答えられた学生の方が合格の確率は高い。目標を持ってコツコツ努力していると、人は目の奥に不思議な輝きを放ってくるものだ。

僕は大学受験の当時、終末医療に携わるホスピス医になる目標があり、机の前に「先生、早く来て！　と、患者が俺を呼んでいる」と紙に書いて貼っていた。心は既に受験より先に向かっていて、精神的に全く動揺しなかった。このことは今でも、手術を受ける人へのアドバイスとして用いている。つまり、手術を受ける日にマインドセットするのではなく、「手術が無事に終わって、元気になった後に何を成すか？」を強くイメージしてもらう。そうすれば、余計なことを考えず、落ち着いていられるし、実際に術後の回復も早いことを経験的に知った。

受験という素晴らしい経験ができるのは、一人の力では到底無理であり、先生や両親のサポートがあってのことだと感謝する余裕も欲しい。そう、〝合格者〟とは、受ける前から既に勝っている人なのだ。

08

「日常で一番アクセス頻度の高い感情」が、その人の「人生の質」を左右する

持続する執拗な症状で医者にかかり、いろいろな検査を行ったけれど診断がつかず、〝取り敢えず〟の薬を処方されたけれど改善しない。その後も症状が続いて、何となく悪くなっている気がするので、もう少し大きな病院に行ってみる。結局、どの病院を受診しても診断には至らず、症状だけが取り残される……。こんな経験はないだろうか？

そんな患者に遭遇した時、僕はまず、身体面に異常がないことを過去の検査結果などでしっかり確認した上で、前に〝診た〟医師たちが、あまり診ていなかったであろう部分を丁寧に診せていただく。それは「心」という部分だ。ほとんど気付かれてはいないのだが、人間の心は、良くも悪くも無限大の可能性を秘めた神秘の場所であり、たくさんの秘密がそこに隠されている。

多くの〝奇病〟の背景には、70％以上の確率で、その人に固有の特殊な事情があり、環境があり、立場があり、経験があり、心の傾向性がある。人はまるで癖のように、同じタイプの落とし穴に何度も嵌《はま》る傾向性がある。その代表的なものの一つが「持ち越し苦労」という名の落とし穴だ。

それは、過去の出来事をいつまでも引きずり、感情を、悔恨、憎悪、自己憐憫などのマイナス方向にシフトさせて生きている結果、それが無意識のうちに〝症状〟として身体上に表面化するケースだ。〝後ろ〟、すなわち過去が追いかけてこないかと、バックミラーばかり見ていたのでは〝前〟にある落とし穴を避けることはできない。

「日常で一番アクセスする頻度の高い感情」が、その人の「人生の質」を大きく左右する。〝絶えず心配している人〟と、〝当たり前のことにいつでも感謝している人〟を見れば一目瞭然であろう。

「人生で何が起きたか」ということはあまり重要ではなく、「それにどれだけ意味を与えて、プラスの行動をとったか」ということこそが、成功する生き方であることを知って欲しい。

09

「最後には絶対に幸福になろう」という決意が大事

人の一生は、平均寿命まで生きたとしても、日数にすればわずか3万日程度だ。還暦を過ぎればもう既に2万日を越えてしまい、あと数千日のカウントダウンになってしまう。さあ、そう考えると、残された一日一日がとても貴重だと感じないだろうか？

無駄な一日を過ごして後悔しても、時計の針は元には戻せない。健康であっても無為に時間を潰し、何も発見せず、何も学ばず、誰も喜ばせることもなく一日を終えることは実にもったいない。すべての人に平等に与えられている一日24時間。その時間を黄金色に変えるために大事なことは何であろうか？

人は心配や悩み事があってそれに囚われてしまうと、心の針はずっとそのことに固定されたまま、貴重な時間は無情にも過ぎ去ってしまう。その間、意味のあることは何も創造されず、自分を含め誰一人幸せにすることはできない。世の中には、それを何年も何十年も続けている人もいる。それだけ、心の傷が根深いことを意味しているとも言える。でも、最終的にそこから、他の人をも幸福にできる〝人生の智慧《ちえ》〟というべき学びを抽出することができたなら、悩みに割いた時間は、ある日突然、黄金色に塗り替えられるかも知れない。何故なら、その出来事があったからこそ、自分は成長できたのだから。

大事なことは、「最後には絶対に幸福になろう」と決意することだ。

今、眼の前に展開している〝不遇〟は、短い人生の中で、何を学ぶべきかを教えてくれているその人固有の教材であり、とても有難いことに「どう考えるか」については全くの自由が与えられている。自分以外に、同じような問題を抱えて悩んだ人は、過去にも、あるいは世界中にもきっとたくさん存在するだろう。けれど、どのように考えて、その結果どうなったかは、十人十色である。「柔軟な心で見方をくるりと変え、もっと良い〝考え方〟を選択して、絶対に幸福になろう。そうだ、自分は不幸になるためではなく、幸福になるために生まれて来たのだから！」と力強く宣言すれば、そこから展開する未来の時間もまた、黄金色に輝くに違いない。

10

母の鼓動は〝安らぎと信頼の象徴〟であり、〝無償の愛のシンボル〟なのだ

子育て中のお母さんたち。動悸や息苦しさを訴えてクリニックを受診される。日常のふとした時に、はっきりした誘因もなく、急にドキドキしたり、息が吸い辛くなったり……。何か重大な心臓の病気ではないかと心配になって来院される。不整脈は若い世代でもあり得るので、心電図などの心臓検査は予定するが、ほとんどが異常を認めない。よく話を聞くと、育児に関するストレスを抱えていることが多い。

「自分が産んだ子供を育てることにストレスを感じているなんて、認めたくない」という念《おも》いが強ければ、むしろ病名を付けられた方が安心することだってある。特に、子育て経験が初めてのお母さんは無理もないと思う。子育ても、共通項はあっても世代によってトレンドが違うから、〝大先輩〟のアドバイスもちょっとずれているところもあるし、社交的なお

母さんならママ友と情報交換もできるけれど、普通は自分のやっていることが正しいのかどうか誰も教えてくれず、手探りで、怖さもある。自分の弱さや、時には醜さを知らされる場面もあり、身体的にも寝不足や疲労で追い詰められてしまう。心臓の鼓動は早鐘のようで、ゆったりと呼吸をすることも忘れ、気が付いたら息苦しくなっている自分に気付く……。

今、自分を苦しめている心臓の鼓動。思い出してみて欲しい。我が子がお腹の中にいる時、その鼓動は、〝安らぎと信頼の象徴〟であったことを。そして、産まれてからもなお子供にとっての母の鼓動は「安心の調べ」であり続けていることを。無条件に護ってもらえることに対して、無意識ではあっても、安心できる存在が〝そこ〟にいることを、我が子は母の鼓動で感じているのだ。そう、その鼓動は「不安の象徴」なんかではない。〝安らぎと信頼の象徴〟であり〝無償の愛のシンボル〟なのだ。だから、ただひたすらに、我が子のその念いに応えて抱きしめてあげれば良い。地球上で、あなたの母だけはいつも自分を理解して、すべてを受け入れてくれる存在だと伝えてあげれば良い。すると、惜しみない愛情に包まれた子供は安らぎを得る。さすればその時、いつの間にか動悸は治まり、ゆったりと呼吸をしている自分に気付くはずだ。

11

何でも悪い方に考える「取り越し苦労」の背景に存在するのは〝恐れる心〟

人の悩みの80パーセント以上は、「取り越し苦労」である。「取り越し苦労」とは、〝未来に対する不安に悶々とすること〟。「試験に合格できなかったらどうしよう」「友達に嫌われたらどうしよう」「この仕事がうまくいかなかったらどうしよう」「子供の将来が心配」「同級生が癌になった。自分もそろそろではないかと不安」……など、挙げればきりがない。何でも悪い方に考えてしまう天才で、耳に入ってくる情報をすべて心配の種にして、心がいつも不安定で落ち着かない。

「取り越し苦労」の背景に存在するのは、〝恐れる心〟である。不思議なことに、〝恐れる心〟は、「引き寄せる力」を持っている。「取り越し苦労」の人をよく観察していると、その「恐怖する念《おも》い」にまるで呼応するかのように、不幸や不運な事柄が磁石のように引き寄せられ、現実に苦労が絶えないことが多いのだ。「表面意識」では決して望んでいないはずなのに、自ら不幸や不運を引き寄せているという事実に全く気付かない。〝恐れる心〟による引き寄せは、次々に病気にかかる理由の一つでもある。

そのメカニズムは、人は「自分の心の中で繰り返してきた言葉」を最終的には信じるようになるという法則だ。繰り返し「潜在意識」という深層心理に送り込まれた言葉は、そのことの実現を望む、望まないに関係なく、心が真実として受け入れ、人はそれに基づいて判断し、行動するようになる。否定的な言葉が「潜在意識」の支配者であれば、無意識のうちに行動が臆病になり、大切な決断や選択に連敗を重ねていく。そのうち「表面意識」で望んでいることと現実に起こることのギャップに対するストレスが蓄積し、病気になる……。

そう、メカニズムを知ったならば、解決は簡単ではないか！　その逆をすれば良いのだ。肯定的で、明るく、積極的な言葉を、繰り返し潜在意識に送り込む努力をすれば良い。自分の癖に負けずに、自分を、周囲の人を、世の中を、明るく照らすために、繰り返しポジティブで力強い自己イメージを言葉にして、心に送り続ければ良いのだ。

12

身体の機能が次第に衰えていく過程は、人間に与えられた準備期間

「やっぱり歳はとりたくないものだなあ」と感じさせる人が多い中で、「ああ、自分もこんなふうになら歳をとってもいいなあ」と期待させてくれるお年寄りが稀に存在する。「人生の後輩が、自分の生き様を見ている」ということを意識して生きている〝先輩〟はほとんどいない。自分では、何の役にも立っていないように感じていても、生き生きと歳を重ねている高齢者は、無意識のうちに、後輩に希望を抱かせていて、これもまた、立派で重要な社会貢献なのだ。

歳をとっても爽やかな風を吹かせている人の共通点はなんだろうか。それは、「楽天的で、愚痴が少ない」「感謝の言葉が多い」ということで、そんな人たちは必然的に笑顔が素敵だ。個人における人生の諸問題については、自分の中でほとんど解決済みであり、多

少体調が悪くても、「歳だから仕方ない」と割り切っていて、サバサバしている。いつお迎えが来ても、ジタバタせず、無執着で潔い感じのオーラがある。人間とは、見事に内面が外面に現れるものだなあとつくづく感じる。

「アンチ・エイジング」なる言葉は、どちらかと言えば、「外面を如何に〝若作り〟するか」という概念で語られることが多いように感じるが、素敵な高齢者を見ていると、そのベクトルの向きが、まるで違っていることに気付かされる。むしろ、内面からなのだ。

身体的なことやこの世的なことへの執着を、一つひとつ捨てて、心を純化させ、透明感を増していくということが、その人を美しく、魅力的にする。脳というコンピューターもまた、歳をとれば自ずと機能は低下し、記憶力や理解力を失っていく。結局、「歳をとって身体の機能が次第に衰えていく」ということが、万人に共通のあらがい難い真理であるならば、それは恐らく、人間に与えられた死に向けての〝準備期間〟であり、生まれて授けられた身体的な機能を、一つ一つお返ししていく行程であり、死後においても残るであろう心や魂こそが、実は普遍的で、最も重視すべき大切なものだということに気付かせるためのメッセージなのだと思う。

13

「心の事件」が解決されないと、身体的な不調は根本的に解決することはない

研修医の頃から、人の悩みや苦しみを取り除く力になりたいと思って医者をやってきた。気が付くといつの頃からか、職場での人間関係や家庭における複雑な事情など、病気とは一見何の関係もないことを、診察中に患者に尋ねる頻度が増えた。何故なら、実はそれが〝病気の種〟になっていることに気付いたからだ。

身体的不調の裏側には、おおよそ7割くらいの確率で、その人に固有の「心の事件」が隠れている。自分で解決できなくて抱え込み、次第に精神面から身体にも不調が及んで、ようやく医者にかかる。けれどもこの時、精神的な不調については、医者が聞かなければ、患者から訴えることは少ない。医者も「心の事件」については〝非科学的で個人的なこと〟として無視する。検査をしても病気は見つからず、もっともらしい〝疑い病名〟を付けて、

治療を行う。「心の事件」が解決されないと、身体的な不調は根本的に解決することはない。

僕の経験では、「心の事件」になり得る代表的な人間の悩みや苦しみは二つある。一つは自分に対する正当な評価が得られずに苦しむ「自己憐憫」である。人は誰でも、自分の存在価値を認められると嬉しく幸福感を得るが、そうでないと辛く悲しい。自分が憐れに思えるし、自己否定に進展してしまうこともある。もう一つは、「自分を害する何かが訪れるのではないか」という「恐怖心」だ。まだ来ていないものへの恐れで、心が不安に支配されてしまう。そしてついにはブラックホールのように、恐れているものを吸い寄せてそれを現実化させてしまう。

実は、「自己憐憫」と「恐怖心」には共通点がある。それは、心のベクトルが〝自分に向けられている〟ということだ。主語と動作の対象である目的語が両方とも「自分」なのだ。自己保存の欲求は誰にでもあるものだが、度を超すと苦しみを生んでしまう。打ち破る方法は一つ。目的語を「他者」に変えることだ。利他の念《おも》いが心を支配すると不思議なことに、自らが自分の存在価値に気付き、恐怖は希望に変わっていくことを知るだろう。

14

自分だけではなく、他の人をも幸福にするような夢を描く

時々、母親に連れ添われた中学生や高校生が体調不良で診察室にやって来る。彼ら、彼女らの訴えは、朝起きた時に胃痛や下痢、頭痛で学校に行けないのだと言う。中には、長期間登校していない生徒もいる。本当に何かの病気で症状を訴えている場合は稀であり、ほとんどの生徒が、メンタル的なことが原因で同じような不登校を以前にも経験していた。

学校に行きたくない原因を追究すると、多くが人間関係の問題よりも、「勉強嫌い」であることが判明した。特に、英語と数学で落ちこぼれている。結果、学校に行く理由が見つからないのだ。学校に行かないからますます学力の差がついて、悪循環を繰り返す。ついに、学校に行かない理由を〝病気〟に求めて来院する。

彼らに「学生にとって、勉強することの意味は何であると思うか？」と尋ねると、「勉

強しないと自分が将来困りそうだから」と言う。将来の夢を尋ねても、「別にない」という回答がほとんどだ。幼稚園児でも、「お菓子屋さんになりたい」とか「警察官になりたい」と言うのに。

「自分のために勉強する」という発想で、向上心や克己心があれば良いが、そのうち行き詰まった時に、「自分のことだから、もうどうなってもいいや」とか、「自分じゃなくても、誰かが何とかしてくれる」などと考え始めると、壁にぶつかったらそれで終わってしまう。

今、大人でも夢を描けない人が多いように思う。

「美味しいものを食べたい」とか「旅行を楽しみたい」とか、とりとめのない願望はしょっちゅう描く。けれども、「あなたはどんな夢を心に描いていますか?」という問いは、「あなたは何者ですか?」という問いと同義である。自分だけではなく、他の人をも幸福にするような夢を描き、「自分が困らないだけではなく、世の中を少しでも良くするために、自分は勉強しているんだ」と心から言えるなら、学校に行く理由はそう簡単には見失わないはずだ。

15

「認められたい」という一心で頑張っても幸福にはなれないものだ

毎朝早くから出勤し、帰宅時間も遅い。一日の中で、自分の自由になる時間などほとんどない。日々、懸命に努力して働いているそんな時、突然、息苦しさを感じて停滞してしまうことはないだろうか。

ふと気を抜くと、漠然と不安が襲ってきて、そのうちすっかり仕事に対する意欲をなくしてしまっている自分を発見する。そんな時に、「いったい自分は何のために働いてきたのだろう?」を再検証することが解決のヒントになることがある。

「生きていくために必要だから」、「家族に対する義務だから」などの割り切った理由があると、働くことは当たり前で、淡々と機械的に働くことができて、あまり壁にはぶつからないかも知れない。けれど、もし「上司や同僚に認められたい」という一心で仕事を頑張っているのなら、なかなか幸福にはなれないものだ。

何故ならその背景には、「自分が愛されたい。必要とされたい」という強い自我が存在するからだ。それは言い方を変えれば「人から奪う愛」とも言える。周りの愛のベクトルの向きを自分に向かわせようとすることに集中し、思い通りにならないと焦り、苛立ち、自信喪失に陥って未来に不安を感じる。

そうではなく、「人から奪う愛」から「人に与える愛」へと発想を180度変えて、「自分から周囲に愛を与える」立場に立とうと決意することが大事だ。自分ではなく、客やクライアントなど、相手のことを考えて、お客さま目線で丁寧に仕事をする。相手の意表を突くような感動を与えるにはどうすれば良いかを考え続ける。仮に、誰に評価されずとも、褒められずとも、人の役に立つような仕事の仕方を、まずは身近なところからコツコツと実践していると、いつの間にか自分に向かう愛のベクトルが増えていることに気付くはずだ。人に信頼され、認められ、必要とされる。そう、与えれば与えるほどに与えられるものなのだ。

16

「相手の不幸を願い続ける戦い」など負けるが勝ちに決まっている

「足音がうるさい」「音楽がうるさい」「子供の泣き声がうるさい」……。相談される体調不良の原因の中で、案外多いのがマンションの隣人から受けるストレスだ。

意外なことに、体調不良に陥っている相談者は、〝騒音〟を「受ける側」ではなく、「出す側」であることが多い。これまでに経験してきた騒音というトラウマのためか、これから連日連夜この音に煩わされてはたまらないと、引っ越し早々から激しく釘を刺されることもある。

本来歓迎すべき〝無邪気な新入り〟に対し、先制攻撃をしかけるが如く、過剰なまでに陰湿な〝報復〟をする隣人もいるようだ。特にマンション住まいが初めての場合など、気付かないこともあるだろう。まさかそこまで迷惑をかけているなど、微塵も思っていない場合もある。

もちろん、多少の不注意はあったにせよ、悪意をもって出したわけではない生活音に対して、「嫌がらせ」という心理的な手段で報復される。そして、その報復が度を越すと、次第に報復された側が、心理的に追い詰められて、恐怖心が芽生え、動悸や不眠、胃腸障害など、自律神経に異常をきたして、ついには病院にやって来る。

何人かの相談を受けて気付いたのは、相談者の心理状態も、いつの間にか隣人と同質に変貌してしまうという事実だ。つまり、隣人が騒音を出す相談者を憎んでいるのと同じく、相談者も隣人を強く憎んでいる。

生活音は、不可抗力で発生することもあり、集合住宅で生活する以上、ある程度の「寛容の心」は必要だ。当然、生活音を最小限にする「配慮」も必要だ。それらを欠くと、本来〝癒しの空間〟であるマイホームが〝壁や床を挟んだ憎しみの戦場〟と化してしまう。

努力しても心の交流が不可能な相手であるなら、最後は裁かずに憐れむことだ。理不尽を呑み込み、引っ越すことを勧める。何故なら、「相手の不幸を願い続ける戦い」など負けるが勝ちに決まっているから。

17

深層心理が「病気」になることを欲している。これが体調不良の原因である

人の心は、簡単に「病気」を作ることができる。例えば、心を常に占拠するつらい苦しみが続き、いつまでも解決されないでいると、そのうちに体調がおかしくなってくることがある。そんな時は、クリニックに来てくださって一向に構わないのだが、話を聴いてみて僕はいつも思う。「この人は心の奥深くで、本当は何を望んでいるのだろう」と。

第三者の目で冷静になって考えてみると、意外な事実に気付く。原因がはっきりしている病気がある場合は別として、もともと特別な身体上の懸念がない場合、何と、自分の深層心理が「病気」になることを欲していることが体調不良の原因であることが多いのだ。

何故なら、「病気」になると、会社や学校に行けない理由が見つかる。自分にとっても納得がいくし、上司や同僚、先生やクラスメートにも休んでいることへの説明がつく。「病

気」があると、人に注目してもらえる。こんなに努力しているのに、無視され、評価されてない自分にスポットライトが当たる。「病気」があると、思い通りの人生が展開していない理由が見つかる。「病気」があるから自分は何もかもうまくいかないのだと。

病気はある意味、「自己を正当化するために必要なこと」として〝使われている〟場合があるのだ。病気はプライドを保つための防波堤でもある。

人の心と身体は一体で、〝色心不二〟とは実によく言ったものだ。生活習慣に問題があって生じる病気であっても、元をたどれば、過食や飲酒、喫煙をやめられない弱い心にその原因があるのかも知れない。癌《がん》ですら、人を責める気持ちや、自己を処罰するような心が持続することでも発生すると言われている。心の在り方が生み出した病気であるならば、逆に、心の在り方を変えることで治せる病気も多いのではないかと僕は思う。

そのことを、余計な先入観を持たずに追及するところに、未来医療への大いなる希望があると僕は考える。

18

〝ホンネ〟を変えることができれば、〝不可能〟を〝可能〟にすることができる

健康診断の結果説明で、医師から毎年同じことを言われ続けている人は多い。「もう少し、体重を落としましょう」「食事と運動ですね」など。わかっちゃいるけど、なかなか痩せられない……。その理由は簡単だ。「痩せる必要がない」と考えているからである。

表面意識では、「痩せた方が身体も軽くなって、健康にも良いだろう」と思っている。〝わかっちゃいる〟わけだ。けれども、もっと深層にあるところの潜在意識では、「別に、太っていても困ってない。今更スタイルなんて気にしてない。食べるの好きだし、運動は時間が無くてできないし、仕事柄、帰宅も遅いし、会食が多いからどうしようもない」と考えていて、これが「行き先」を規定している。

昔、心理学者のフロイトが、人間の意識は二重構造になっていることを発見した。それ

は、我々が思ったり、考えたり、判断したりする表面意識と、もっと深い無意識の領域にある潜在意識だ。わかりやすく言えば、表面意識が「建前」で、潜在意識が「本音」といっても良いかも知れない。〝タテマエ〟は状況や都合でコロコロ変わるが、〝ホンネ〟は根深く染み込んでいて、人は結局、無意識的に〝ホンネ〟に従って考え、行動し、結果を出す。だから、である。〝ホンネ〟を変えることができれば、今ある「思い込み」から解放されて、〝不可能〟を〝可能〟にすることができるのではないだろうか。〝ホンネ〟は、その人自身の主観的な価値観なので、客観的に見て〝立派〟な考えである場合もあれば、そうでない場合もある。しかし、〝ホンネ〟を〝立派〟なものに変えるには、崇高なモチベーションと、それを継続させる本物の情熱が必要だ。それくらいの刺激がないと、そう簡単に〝ホンネ〟が〝立派〟に変わることは難しい。

「この世に生まれてきたからには、最期の瞬間まで、一人でも多くの人の役に立てる生き方がしたい。そのためには、まず自分が元気でなくてはダメだ。病気をして、人の世話になることは、自分の生き方に反する！」というのが〝ホンネ〟であれば、「行き先」は変わるはずだ。

19

苦難な時でも朗らかさと笑顔を忘れず、自分を大切にしながら、利他に生きる

世の中で広く尊敬を集め、繁栄し続けている会社が、なぜ数十年以上にわたって躍進し続けているのか、その秘密を調べた「ビジョナリー・カンパニー」という書籍がある。著者であるジム・コリンズによれば、すべての会社に共通していたのは、「自社が何を目指すか」という経営理念が〝本物〟であり、「そこで働く社員がどれだけそれを貫き通しているか」の二つに尽きるのだという。

会社が繁栄、発展していく過程には、さまざまな経営危機もあったであろうし、社会や環境の変化も乗り越えてきたはずである。これを「個人の心身の経営」に置き換えて考えてみると、数十年以上にわたって繁栄している会社とは、生涯現役を貫き、矍鑠《かくしゃく》として生きている高齢者を指すのではないだろうか。つまり自身の「心身の経営」に成功してきた

人たちである。

彼らの中でも、特に百寿者（センテナリアン）と言われる100歳を超えた人たちが書いた書物を読み、彼ら、彼女らが話している内容を聞いてみると、やはり〝経営理念〟が〝本物〟で、それを貫いて生きてこられたことがよくわかる。心身にとっての〝本物〟の経営理念とは、「自分を大切にしながら、利他に生きる」ということである。そのために、彼らはどんな苦難な時でも朗らかさを保ち、努力して笑顔を作ってきた。くよくよせずに、楽天的に生きることが長寿の秘訣だと教えてくれる。「自分を大切にする」からこそ、悲観的な言葉や否定的な言葉を決して口にしない。口から出たマイナスの言葉を、自分の耳を通して聞いてしまうことは、心に爪痕を残す行為であることを知っているから。だから、百寿者が発する言葉は明るく、楽しく、人を惹きつける。

そして、「利他に生きる」ということを、無理なく自然に行う秘訣を彼らは知っている。自分が周囲によって生かされていることへの〝感謝〟と、いつまでも決して「完成することがない」ということを知っている〝謙虚さ〟である。

20

フィジカルからフィロソフィーに昇華した一流アスリートの発言には説得力がある

オリンピック出場を目指す若いアスリートへのインタビューを聞いて、人生を輝かせるヒントを教えてもらった。中学生の女子体操選手が、現在の心境を尋ねられた時、「オリンピックまでに必要なことを一つ一つクリアして、毎日毎日を充実させていきたいと思います」と、眩しいくらい輝いた表情で抱負を語っていたのだ。希望の未来を見据える眼差しは清々しく、何故かこちらも元気をもらえる。

スポーツの世界には、明確な目標がある。選手権や大会での優勝や入賞、ライバルに勝つことや自己ベストの更新など……。そして、勝負の日が決まっているため、それまでのトレーニング期間が限定される。つまり、自分の目標とするレベルと現状の実力とを比較し、期限内に何をどのくらいのペースで達成していけば良いかを逆算してトレーニング計画を立てる。途中で、けがやトラブルなどで計画が狂うと、またそこから目標や計画を修正してやり直す。

一流の選手になればなるほど、ストイックな克己心を発揮して目標に限りなく近づこうとする情熱は限りない。それだけに、観るものを感動させる大きな力を持つし、それを繰り返すうちに、選手自身がスポーツを超えた人生哲学を持つに至る。

フィジカル（身体）からフィロソフィー（哲学）に昇華した、一流のアスリートの発言にはとても説得力がある。我々は、仕事のノルマ達成はともかく、自己成長のために目標や期限を設けることはあまりしない。スポーツが我々に教えてくれることの一つは、人間は目標を定めて、達成までの期限を設け、計画的な努力を繰り返すことが、より人生を充実させ、輝かせる秘訣であるということなのかも知れない。究極的には、自分の人生目標を、決してブレない北極星の如く理念として掲げ、生きている間に手に入らずとも、それに向かって創意工夫、奮闘努力の日々を続けるならば、自らも輝き、他の人をも感動させるような素晴らしい人生を送ることができるのかもしれない。

21

心のベクトルの向きを180度変えて、幸福で、明るい人生を謳歌する

当然ではあるが、ほとんどの患者は体のことが心配で来院する。身体の不調の原因になった根本原因を探求すると〝心の事件〟が存在していることが多い。そしてそれは、きっかけとなる出来事がはっきりしている場合と、性格や心の傾向性など、人に指摘されないとピンとこない場合がある。体の問題を心の問題に〝すり替えられる〟のを嫌う人もいるが、両面からアプローチした方が、はるかに治癒率も高く、再発を防ぐことにもつながることは間違いない。

これまで何度も指摘してきたことではあるが、人は自分の心の力で病気を創り出すことができる。責任感が強すぎて、自己処罰など自分を責める傾向性の強いタイプの人は、長期間その傾向性が続くと、自分を消滅させる方向、例えば、癌《がん》などの病気が発生し進行す

ることがある。「自分が悪い。自分は罪深い」という想念が、具体的な肉体への表現手段として、自己の存在を消滅させる方向に向わせるからだ。これは〝サイエンス〟ではないが、長年、深いところで病人と付き合ってきた医師の眼から見ると、〝サイエンス〟を超えた「真理」である。

逆に、そのことに気付いて心のベクトルの向きを180度変えたことによって、幸福で、明るい人生を謳歌している人も存在する。心の闇に光を照らすことで、見違えるように元気になった人たちを診ていて教わったことが二つある。一つは、彼らが自分自身の「人生の難問」を、自我力で解決するのをやめて、まるごと受け入れたということ。「それは自分の心を成長させるために必要な課題であった」と見方を変えたのだ。もう一つは、「悩みの次元」を上昇させたということである。「以前は、自分のことばかりで悩んでいました。でも、今はもっと難問で悩んでいます。どうすれば、自分の周りの人たちをもっと幸せにできるか？　どうすればもっと世の中を美しくできるか？　自分が生きている間にできることは何か？　だから今は、忙しくて自分のことを悩んでいる暇がないのです」。

22

80歳を過ぎた晩年になっても、未来に希望が持てる考え方が一つだけある

いつもポジティブな母が、80歳の誕生日を迎えて珍しく弱気な発言をした。「もうここまできたら、いつお迎えが来ても仕方がないね」と。確かに、これは事実かも知れない。言われた方も寂しい気分になるものだ。現状、日本人の平均寿命は男女とも80歳代であり、80歳を過ぎると〝いよいよ人生の最終コーナーを曲がった〟と、「死」について意識してしまうのではないだろうか。

人間は、10年先が見通せないと、不安と恐れと絶望がない交ぜになって、憂鬱《ゆううつ》になるのではないかと考えた。僕のクリニックには、母と同世代の高齢者がたくさんいる。実際に、この人たちを観察してみると、やはり80歳を過ぎて、心の奥底で、「生唾をごくり」と飲み込んでいる人が多いことがわかった。急にやる気がなくなったり、眠れなくなったり、

食欲が落ちたり……。多くの人は、どうして元気がなくなったかに気付いていないけど、僕が「80歳の陰鬱」についての仮説を伝えると、しばらく考えて、「先生の言う通りかもしれない」と言う。

先輩たちよ。僕もその歳にならなければ、本当のお気持ちはわからないかも知れない。でもあえて言いたい。皆さんは、自分の未来像でもあり、人生の先輩でもあるから。実は、晩年になっても、未来に希望が持てる考え方はどう考えても唯一つしかない。アンチエイジング医学で提唱されているような、健康で長生きするための身体面におけるさまざまな工夫も大切であることは否定しない。けれども最終的には、死なない人はいないのだ。だからこそ、生に執着し過ぎず、死を必要以上に恐れず、〝あの世〟の存在を信じて、〝心の錆び落とし〟をしながら、「自由な世界への旅立ち」を心待ちにして、明るい晩年を過ごして欲しい。死は終わりではなく、肉体から解放された、自由な魂は必ず存在する。〝サイエンス〟という名の、目に見えるものだけを真実とする〝不完全な常識〟にこだわり過ぎていては、決して「80歳の陰鬱」は超えられない。

23

不愉快な感情や怒る心は、体の中で悪しき化学変化を引き起こす

街に出ると、がっかりすることが多くなった。曲がり角で、すれ違いざまにぶつかりそうになっても、無言か不機嫌な顔で通り過ぎる人。車で強引に割り込む時に、「すいません」の合図をしない人。電車内を歩きながら、持っている荷物をぶつけても、何も言わないで行ってしまう人。自分の子供が他の人に迷惑をかけていても、自分がやったわけじゃないと無言で立ち去る親。

世の中に、他者に対する声かけやお詫びの習慣がなくなり、それに皆が慣れてしまうと、「自分もやられたから」「皆がそうしているから」という「仕返し」や「無関心」の文化が蔓延してしまう。その反面、自分が不快な目に遭ったら、カーッとなって怒る人、キレる人のなんと多いことか。それを観て育った子供たちの未来にも不安を抱く。

これはつまりは、人間が限りなく動物の本能に近づきつつあることを意味している。野生の動物はすぐに怒る。尻尾を立てて、毛を逆立てて、いつも恐怖や怒りと共存しているようである。人間の社会全体が、野生化し、怒りに満ちたものに変化しているようにも感じる。

実は、このことが原因で、病気になる人が増えていることに気付いている人は少ない。不愉快な感情や怒る心は、身体の中でさまざまな悪しき化学変化を引き起こす。ストレスホルモンが産生され、血圧や脈拍が急激に増加し、血液が固まりやすくなり、脳梗塞や心筋梗塞などの脳血管障害や、肥満、不眠、精神疾患の原因にもなる。けれど、怒る気持ちを押し殺すと、返ってストレスが貯まり、良くないと考えるかも知れない。そう、必要なのは怒る前に持つべき「寛容さ」や「包容力」なのだ。

アメリカで、末期癌の人に行ったアンケートによると、「人生で最も心残りだと思うことは何か？」の問いに対して、一番多かったのが、「もっと人に優しくしておくべきだった」であったという。健康に生きるためにも、人生に後悔を残さないためにも、「怒りの炎」を、「限りない優しさ」で吹き消して、爽やかに生きていきたいものだ。

24

人間は、良いものよりも悪いものに、より影響を受けやすい

同じ世代の知人や友人、あるいは著名人などが、ある病気に罹《かか》って突然亡くなったりすると、自分も同じ病気に罹るのではないかと妙に心配になることはないだろうか？　自分の症状に該当するような病気をネットで検索し、〝ある怖い病気〟がぴったり当てはまると、居ても立っても居られなくなり、病院に駆け込みたくなることはないだろうか？

いったい、その「不幸の予測」は、どのくらいの確率で的中すると考えているだろうか。一般的に、「不幸の予測」が的中する確率は非常に低く、99％以上の確率で外れると言われている。「その1％が怖い」と思う人は、交通事故に遭わないように、外出を避けて家に閉じ籠っていた方が無難だろう。

人間は、良いものよりも悪いものに、より影響を受けやすい性質がある。悪いことを信

じて、それが外れることに幸福を感じ、良いことを信じて裏切られることの苦痛を避けようとする傾向がある。医者も、「悪くなる」と言っておけば、良くなっても批判は受けないし、場合によっては感謝されることもある。一方で、「良くなる」と言って、悪くなってしまったら、患者や家族から恨まれるので、自己保身のため、基本、悪く言っておくことが多い。医者にかかわらず、世の中の風潮は、「まず自分の身を護ろう」とする防衛本能が支配している面がある。

けれど、外部から発信された否定的で、悲観的な情報に心が支配されて生きる人生は幸福と言えるだろうか? 「不幸な心の伝染病」に感染して生きる人生に、主体性や責任感はないように思う。決して忘れてはいけないことは、すべての人間には、自家発電可能のポジティブな心のパワーが宿っていること。そして、考え方については、全くの自由を与えられていること。幸いなことに、人間は一度に二つのことは考えられない。ならば、陰を捨て、陽を取るべきではないか。その陽なる心にこそ、健康的で、明るい未来を引き寄せる、電磁石のようなパワーが宿るのだ。

25

ネガティブな情報から、ポジティブなエキスを抽出する智慧を持つ

「自分にどのような暗示をかけるか?」ということは、人生の幸・不幸を左右するほど、極めて重要なことである。

例えば、「自分は必ずやれる」という自己暗示があればこそ、七転び八起きの精神は発揮され、いつか必ず目的は達成されるだろう。けれど、「どうせ自分は……」という暗示では、初めの一歩すら出せず、大きな失敗はしないかも知れないが、何も成し得ないままで、魅力ある人生となる可能性は極めて低い。自己暗示の内容が、自分を高め、他者を利し、世の中を良くするものであるならば、積極的に行うべきものである。

一方、他者によってかけられる暗示もある。TVコマーシャルなど、反復効果による暗示で視聴者の購買欲を高める例もあるが、一般には、その人にとって〝信頼できる〟対象

からの情報であるほど、簡単に暗示にかかりやすい。

例えば、病気に関する〝権威〟だと信じている「お医者さん」から発せられたネガティブな言葉が、強力な暗示になることがある。「あなたの病気は○○です。難治性で、一生薬を飲み続ける必要があります。薬を飲み忘れると命にかかわる発作が起こることもあるので、絶対に忘れないで飲んでください……」。多くの人は、それにフィルターをかけることなく無条件に信じ、不安に陥り、恐怖心から更なる体調の不良すら招く。結局は医師の予言通りに病気は経過するため、ますます医師に対する〝信仰〟を強めることになる。心に入った暗示は、それ以後のあらゆる意思決定の支配者になってしまうのだ。

我々は、何を信じ、何を心の奥に入れるかということに、もっと慎重であるべきではないだろうか。すべてに懐疑的になれと勧めているわけではない。ただ、〝いったん心の奥に入った暗示は、必ず何らかの形で現象化する〟という潜在意識の法則を知り、それを良きに利用して光明的に生き、ネガティブな情報から、ポジティブなエキスを抽出する智慧を持ちたいものだ。暗示のパワーを活用すれば、〝重症難治性〟と言われた病気を克服することも可能である。

26

社会に出て問題を起こす「エリート」には共通する理由がある

小さい頃から塾に行き、受験のためのテクニックを学び、難関と言われる学校に入学する。目標は、名門大学に入学し、海外留学も経験もして、一流企業に就職すること。要点をつかむのが人より早くて、成績がいい。仕事も要領よくスパスパこなして、出世も早い。親から見て、このような子供の成長ぶりは理想的であろうか。ある意味、〝イエス〟であろう。けれど、社会人になってから〝問題〟を起こす人の中には、このような「エリート」が多いことも事実である。

よく観察してみると、彼らの中には、そのような〝頭の良さ〟を自分のためだけに使っている場合が多い。他の人の脚を引っ張ったり、策をめぐらせて陥れたり、まるで、自分が出世するため、自分が得をするためだけに、自分の能力を開発しているようにも見える。

その背景には、幼い時から、「勉強は自分のためにするもの」と教え込まれてきたこともある。もちろん、自己を向上させるためにも勉強は必要である。より多くの知識を身につけることで自己の能力を高めることを否定はできない。けれども、何のために自己を向上させるのかが曖昧なままに大人になってしまうと、初めての挫折を経験した時、ガラス細工のように脆《もろ》くも崩れ去ることがある。自分を否定されるような〝事件〟に出くわした時に、そこから立ち直る方法がわからないのだ。

勉強は、他の人や、世の中を良くするために行うものである。そして、机の上でやることだけが、勉強ではない。「人間学」はむしろ、机上では学べないことの方が多いかも知れない。人の上に立とうとするのであれば、「人々の悩みや苦しみを知り、どうすれば一人でも多くの人を幸せにできるのか」ということを見渡せる能力こそが求められる。そこに私心はなく、自己犠牲をも厭《いと》わぬ精神が宿る。

これからの〝頭の良い〟若者には、権利のみを主張するのではなく、「高貴なる義務」を果たす、本物のエリートを目指して欲しいと願う。

27

不運な出来事にも〝学び〟を得られれば、人生は勝利に彩られるだろう

生老病死は、誰一人として免れることはできない、人生における必然のイベントである。ならば、そこには必ず深い意味があるはずだ。実は、この世に生まれる場面、老いていく場面、病気をする場面、死を迎える場面のすべてに医者は関わる。つまり医者は、ある人の人生の節目や、さまざまな苦悩や悲哀、生死に関わる選択などに、強く影響を及ぼす存在なのだ。だからこそ、医者自身が成熟した人生哲学を獲得するために真剣に努力する必要がある。

医学的な知識や技術、〝サイエンス〟だけを追求しても、真に人を救うことなどできない。医学の進歩むなしく、この世に生まれた人間は、老いて、いつかは死ぬことが決まっている。けれど、その過程は十人十色である。誰もが、ずっと健康で、順風満帆な人生を経験

するわけではない。肉体的にはストレスや体質、遺伝、生活習慣も影響し、環境、出会った人物、教育や文化により、物の考え方や感じ方も千差万別である。そして、人生においてさまざまなイベントが展開し、喜んだり、怒ったり、哀しんだり、楽しんだりしながら、あっという間に数十年の時は流れる。人生には、楽しいことばかりではなく、予期せぬつらいことや苦しいことも必ず訪れる。

いったい、人生の意味は何であり、どうすれば、「人生に勝利した」と言えるのだろうか。人生の半分を折り返したばかりの僕には、まだ正解はわからない。けれど、多くの人の人生に関わることができて、少しずつ見えてきたものはある。どうやら我々は、さまざまな人生経験を積むことによって、いびつな〝心の球形〟を、凹凸のない美しい面に変えていくために、心を純化し、魂を磨くために生きているのではないか。だから、人生において遭遇した不運な出来事も、一つ一つを起こるべくして起きた「必然」として受け入れ、そこに〝学び〟としてのプラスの意味を見出していった時、人生は勝利に彩られるような気がする。限られた時間内に、どれだけ真実で、どれだけ正しく、どれだけ美しい智慧を獲得したかを記録した〝心〟というレコーダーを持ち帰ることが人生の目的ではないかと思う。

28

病気を〝人生の主役〟にせず、「気付き」を得て人生を好転させる

世の中には善と悪が存在する。もしも、この世に悪が存在せず、善しかなければどうだろう。きっと、善が善であることがわからず、悪から善へと変革していく成長の喜びも味わえないだろう。つまり、悪は相対的な意味において、人間の心の成長や喜びのために、ある意味必要なものかも知れない。

では、〝健康〟と〝病気〟という対比はどうだろうか？　この世に病気が全く存在せず、皆がずっと健康であったらどうだろうか？　幸せだろうか？　否、健康が当たり前であれば、健康であることへの感謝の気持ちは起こらない。病気があるからこそ、健康であることの有り難みがわかるし、病気にならないように、健康を維持する努力も生まれる。そこにも、人間の心の成長や喜びを育む糧が存在する。やはり、病気にも何か意味があるので

はないだろうか？

この世に存在するもののほとんどは、「原因と結果の法則」で成り立っている。病気という結果に至るには、そうなる何らかの理由が必ずあるはずだ。病原菌や体質、遺伝が原因のこともある。けれども、今の自分や、人生全体にとって、大切な「気付き」を得るためのチャンスとして病気になることもある。例えば、「生活習慣を整えなさい」というメッセージで、メタボなどの病気になることも多いだろう。あるいは、「病気を生み出している心の傾向性に気付きなさい」ということで病気になることもある。マイナス思考、取り越し苦労、持ち越し苦労、嫉妬、劣等感、自己卑下、怒り、完全主義など……。「病気」にならなければ気付けない〝何か〟がきっとあるはずだ。

心が体調に支配され、病気に振り回されて、病気を〝人生の主役〟にしてしまうのではなく、そこから主役を奪い取って、人生を好転させる「気付き」を得ることができたなら、この世に病気が存在することの意味が見えてくるのではないだろうか？

29

人は、ある刺激に対して、無意識に同じ思考パターンをとることが多い

繰り返し行う「行動」は、そのうちにパターン化されて「習慣」となり、それ以後は、無意識のうちに繰り返すようになる。これがもし良き習慣であれば、自動的に素晴らしい何かを成し遂げることにつながるかも知れない。けれども、悪しき習慣である場合、それはやはり、それ相応の結果をもたらすだろう。これがすなわち「原因と結果の法則」である。

実はこの法則は、行動だけではなく、行動を起こす基になる「思考」にも当てはまる。人は、ある刺激に対して、無意識に同じような思考パターンをとることが多い。いつも能天気に考える人、いつも悲観的に考える人、いつも他人や環境のせいにする人……。これが物事の選択や判断に影響し、それ相応の結果が導かれる。その導かれた結果をどう解釈

するかも、その人の思考パターンが大きく影響する。

すなわち、前向きに軌道修正を行うか、無関心にそのまま放置するか。あるいは、悲観的に再びマイナス思考のネタにするか。人生は判断や選択の連続である。判断や選択の積み重ねで人生が構成されているとも言える。自らの思考パターンを知り、それを軌道修正させれば、判断や選択が変わり、運命は大きく変わるはずだ。ネガティブな思考パターンをストップさせて、より良き結果を導くためには、どんな選択をすれば良いのだろうか？

それはきっと、道の端を避けて、「ど真ん中」を進もうとする選択なのではないだろうか。道の端を歩けば危なっかしく、いつか転落してしまうだろう。でも、ど真ん中を歩けば一番遠くまで行ける。より遠くに行くための「ど真ん中」とは何かをよく考えて、それを選択することだ。そういった未来に向けての「計画性があるかどうか」が選択の考え方に入ってくれれば、行動も変わり、結果も必ず変わるはずだ。

流行や空気に支配された極端なものの考え方ではなく、「中道」という名の〝王道〟を選択するという判断を、いつの日か「習慣」にできれば、素晴らしい境地にまでたどり着けるはずだ。

30

身体の姿勢や動きが、心の状態や感情に影響を与えることがある

心の状態や感情が、身体の姿勢や動きに大きく影響を及ぼすことは、経験から理解されやすい。例えば、落ち込んだ時には、ほとんどの人が視線を落とし、背中がまるまって、両足を閉じて座っている。呼吸は浅めで、脈拍は少し速い。そんな姿勢で座っている人を見れば、「何かつらいことでもあったのかな」と想像することは容易である。

一方で、自信に満ち溢れている時は、笑みを浮かべ、視線を上げて、胸を張り、両足をしっかりと踏ん張って立ち上がるだろう。人が、うれしい気分の時、幸せに浸っている時、希望に溢れている時、その姿を見ればこちらも同じ気分になることすらある。心の状態は、その人の姿勢を見ればわかってしまうこともあるのだ。

では、逆はどうであろうか。身体の姿勢や動きが、心の状態や感情に影響を与えること

があるのだろうか?

実は、「大いに影響する」という研究報告がたくさん存在する。ほほ笑みや笑いを努力して作ることで、脳の血流量の増加や、脳の働きを良くする神経伝達物質の分泌量の増加などにより、実際に気分が良くなっていくということが、科学的に証明されている。反対に、恐怖や怒りなどの表情を作ると、実際に恐怖や怒りに対して過敏になり、容易に恐怖や怒りを感じるようになることも証明されている。

ところで突然、大相撲の話になるが、琴奨菊が2016年の春場所で奇跡的に優勝した時のことを覚えているだろうか。「琴バウワー」と言われた〝時間一杯〟でみせるエビぞりのパフォーマンスは、勝利の姿勢そのものであり、31歳の琴奨菊を日本出身力士として10年ぶりに優勝へと導いたのである。

そうなのだ。自分が健康で、明るく、多くの人に愛を与えている姿をイメージして、その時に自分がどんな表情で、どんな姿勢でいるかを想像してみて欲しい。その表情を、その姿勢を、努力していつもとっていると、心が変わり、人生すら大きく変わることがあるのだ。

31

「当たり前」と思う事柄にも感謝の意識を向ければ、未来も変わる

「サイエンス」は、人間が証明し、再現可能であることを前提として成り立つ学問である。人間が発見し、証明したものだけを「サイエンス」と認定し、その枠の中で「正しさ」の判定を行う、ある意味、とてもスケールの小さい学問でもある。証明できないもの、眼に見えないものについては、〝非科学的〟として無視する了見の狭さである。

実は、我々の日常には、メカニズムや存在理由がまるでわからなくて、お手上げになっている事柄がたくさんある。むしろそれらの方が圧倒的に数が多い。人間の体に関することで言えば、例えば一つの受精卵が、精妙な機能を備えた人間の赤ん坊に変身する過程や、母親の赤い血液が、免疫機能をも備えた白い母乳に変わるメカニズム、あるいは我々の体の設計図でもある遺伝子情報が、お米一粒を70億分の1に分割したサイズの一片に、32億

個の情報として記録され、それを我々の体を構成している60兆個すべての細胞の中に所有しているという事実など、未知の事柄は挙げればきりがない。

想像を超えたミクロの世界で展開されている精妙なる構造や機能は、人間が造るＡＩなどの機械などとは比べようもない。これは明らかに人智を超えた領域である。これらの、神秘のメカニズムの断片をたまたま発見し、まるで自らが創造したかのように有頂天になっているのが科学者の世界である。

もちろん、科学者の着眼や証明に至るまでの努力や熱意は称賛に値するし、科学の発展による恩恵を否定することは決してできない。けれども、気付かなければならないのは、「科学者が発見するよりもずっと前から、それは既に存在していた」という事実である。

常日頃、「当たり前」と思っている事柄の中に奇跡を感じ、感謝することを忘れた時、人は病気など、何らかの気付きのきっかけを与えられる。健康は失って初めてその有難さに気付くという性質があるが、失う前に「当たり前」と思っている事柄に感謝の意識を向ける努力があれば、変わってくる未来があるかも知れない。

32

変わらない相手に業を煮やすよりも、相手を見る自分の意識を変える

物事のある一面だけを見て判断、評価を行い、そこに心の置き場所を決めてしまうと、可能性を狭めてしまう結果、大きなチャンスを失ってしまうことがある。

特に人間関係においては、職場でも、あるいは長年連れ添ってきた夫婦でも、相手を「こういう人」だと決め付けてしまうと、常にその見方で相手の心を読み解こうとするため、いつまでも相手が「こういう人」のままであり続けてしまう。それは飽くまで、自分からみて「こういう人」なのであって、他の人からみれば全く違う「ああいう人」であるかも知れないのだ。

外国人がたまたま長雨の続く梅雨の季節に日本を訪れたとしたら、日本に対してどのような印象を持つであろうか？「あんなジメジメした国に行くのは二度とご免だ」と考え

るか、「別の季節にはきっと素晴らしさがあるはずだ」と考えるかどうかで、美しい桜や紅葉に巡り合えるチャンスをつかめるか否かが大きく異なってくる。この違いはきっと、物事には必ず良い面があることを信じ、心を一点にだけ留めないで、柔軟に全体を評価しようとする意識の違いにある。

人間関係においては、自分が見た相手の人物像に対して、一方的にラベルを貼ってしまうことが多い。自分にとって良い人、悪い人、優しい人、怖い人、役に立つ人、立たない人のように二元論で判断してしまう前に、自分には見えていない相手の良さを信じる心や、それを見つけようとする努力、逆に自分は相手からどう見えているのか、自分が相手に求めている「理想」を、自分は相手に提供しているのかどうかの検証も必要である。

自分だけではなく相手もまた、さまざまな問題を抱えつつも、ひたすら幸福を求めて生きている存在である。変わらない相手に業を煮やすよりも、相手を見る自分の意識を変えるほうが、はるかに平和的で、効率的でもある。人間は、独りぼっちでは何も学ぶことはできず、他の人の存在があってこそ成長できる存在なのだから。

33

誰でも必ず、特別な〝才能〟を持って生まれてくる

自分の才能を最大限に発揮して生きている人を見ると、「ああ、この人はきっと幸せなのだろうなあ」と羨ましく感じるのではないだろうか。例えば、売れている音楽家や俳優、活躍しているスポーツ選手や発展している会社の経営者など……。彼らには、共通しているものがある。それは、彼ら自身が幸福であると同時に、多くの人々をも幸福にしているということである。自分以外の人々を幸福にしている、という自信が彼ら自身をより一層幸福にしている。

世の中のほとんどの人は、〝恐怖心〟のために「小さな目標」を掲げてささやかに生きている。失敗することを恐れているというよりも、むしろ、成功することを恐れているようでもある。それは、自分を〝取るに足らない存在〟だと決めつけているからだ。そして、

そんな自分を守るために、傷つかないように、気付いたら「自己中心的」に生きている。それでは他者を幸福にすることはおろか、自分自身すら幸福になることは極めて難しい。

忘れてはならないのは、誰でも必ず、何かひとつは特別な〝才能〟を持って生まれてくるということだ。それは、自分のためにではなく、他者のために使うようにと与えられた〝ギフト〟でもある。その才能に早くから気付く人もいれば、いつまでたっても気付けない人もいる。実はもう既に、その才能を発揮しているのに、全く気付いていない人のなんと多いことか。

人生の目的は、「自分の才能を活かして、どれだけ多くの人を助け、良い影響を与え、一人でも多くの人を幸福にするか」にある。そうであるならば、自分の存在価値をもう一段上げて、自己のオリジナルの使命を果たすために、重要な意味を持って生まれてきたことを信じよう。幸福にするターゲットを、自分から他者へと切り替えた途端、不思議なことに、勇気や愛といった、人をワクワクさせ、幸せにする力が湧いてくる。「優しさ」だってまた、最高のギフトなのだ。

34

病気を生み出し、病気を治す真なる主役は、間違いなく「心」である

突然、医師から重大な病名を告げられる。心は動揺し、少しは覚悟もしていたけれど、現実を受け止められず、悲観的な思いが心を占拠する。脈は速まり、血圧は上昇し、焦る気持ちで夜も眠れず……。病気そのものによる症状は、今はほとんどないのに、不安や恐怖からくる身体への影響によって、一層苦しむことになる。

ある日、職場で、とても不快な出来事が起こる。理不尽な理由で上司に罵倒される。そのことがいつまでも心に引っ掛かって、そのうち胃が痛くなり、食事が喉を通らなくなってくる。このようなことは、夫婦関係でも、嫁姑関係でも、親子関係でも、学校での友人関係でも、近所付き合いにおいても、さまざまなところで日常茶飯に繰り返されている。

けれども、今、現実に、目の前に展開している問題こそが、避けて通ることができない、

皆さん自身の「人生における解決すべき課題」であると思う。何の課題もない平穏な日常を望まれるかも知れないが、そんな人生では生まれて来た意味をなさない。生じた出来事に対して、どのようにそれを解決していくかという過程こそが、人を成長させるからだ。ただし、この解決に向けての物の考え方や見方、判断を間違えると、心に闇が発生する。この闇をどれだけ深く、どれだけ長く抱えていくかということが、次に発症する病気の性質を決めることにつながる。皆さんが思っている以上に、心と身体は密接にリンクしているのだ。

現代の医学は、心と体の関係性について十分に解明しきれていない点で極めて未熟である。肉体的な治療としての薬や手術が一定の効果をもたらすことは疑う余地はないが、病気を生み出し、病気を治す真なる主役は、間違いなく「心」である。人は誰でも、肉体は老い、いつの日か、必ずこの世を去る定めがある。けれど、歳を重ねても、心がどれだけ透明で、豊かであるかを尺度として生きたならば、この世に生まれ、さまざまな経験をすることの本当の意味を知ることができるのではないだろうか。

35

身につけるべき最も大切なことは、「良き習慣」の確立である

「子育て」でよく言われる親に対する教訓がある。それは、「言葉よりも行動で示すこと」。「置かれた場所で咲きなさい」の著者である渡辺和子さんも言っている。〝子どもは親や教師の「言う通り」にはならないが、「する通り」になる〟と。

親の背中には説得力がある。良きも悪しきも、親の為《な》すことを子供は実によく見ている。親ができていないことを、いくら子供に注意しても、まるで説得力がない。けれど、習慣として親が行っていることは、そのうちに子供の習慣になっていることが多々ある。親が身につけて来た、「良き習慣」を見せる方が、言葉で子供を躾《しつ》けるよりもはるかに効果的である。

人生において、我々が身につけるべき最も大切なことは、「良き習慣」の確立である。

習慣とは、反復することで獲得し、最終的には努力しなくてもオートマチックに繰り返すことのできる行動パターンのことである。「良き習慣」を獲得するためには断固たるモチベーションが必須である。人生の美学というべき、〝生き様についてのこだわり〟は「良き習慣」を身につけるための動機として、どうしても持っている必要がある。適度な運動や節度ある食事、勉強や読書、後片付け、早寝早起き、挨拶、人の目を見て話す……などの生活習慣や礼儀・作法などはもちろん、反省や笑顔、感謝などの習慣も、爽やかに生きるために小さい頃から身につけておきたい行動習慣である。

一度身につけてしまえば、それ以後は自動的に繰り返せるので、いつの日か必ず、その習慣の蓄積が美しい果実を実らせるだろう。これは、もちろん悪い習慣にも言えることで、悪しき習慣の先に実る果実は決して甘くはないはずだ。健康や智慧、徳や信頼などの良き果実を実らせるには、できるだけたくさんの「良き習慣」を確立することだ。そして、行動習慣だけではなく、「自利よりも利他」などの考え方や生き方に関する「良き習慣」を身につければ、人との関わりの中で生まれるアドリブの世界においても、常にブレることのない、安定した行動を生み出すことができるはずだ。

36

人は、苦難困難に打ち負かされるために生まれて来たのではない

人生には、さまざまな苦難や困難な出来事が、要所、要所に配置されていて、それぞれの〝戦い〟に対して、いつか必ず「勝ち負け」がつく。「勝った」ということは、結果がどうであろうとも、そこから人生の教訓ともいうべき「学び」を得るということであり、その「学び」の内容は、決して自分や他人を低めるようなものであってはならない。自分の運の悪さを呪ったり、環境や人のせいにすることでもない。どんなに理不尽で、悲惨な出来事に遭遇したとしても、最後に残ったものが〝恨み節〟であったなら「勝利した」とは言い難い。

いったい、常に「勝つ」ために必要なことは何であろうか。それは、「我々は負けるために生まれて来たのではない」ということを強く信じることだ。人は、苦難困難に打ち負

かされるために生まれて来たのではない。苦難困難を通じて、心を磨き、人格を高め、成長するために生まれて来たことを忘れてはならない。だから、勝てない戦いなど決して人生に訪れることはない。〝打ち負かされている〟という自覚があるならば、それは戦い方を知らないというだけの話だ。まず、自我力で何とかねじ伏せようとするのではなく、現実を受け入れ、感情的に流されず、第三者の視点で戦況を眺め、冷静になることだ。そして、その出来事の持つ「真なるメッセージ」を考え続けることだ。

〝その生き様が美しい〟と感じる人の生き方の共通項は、「爽やかさ」である。「爽やかさ」は、「自分を守ろう」という意識よりも「他者や大いなるものに尽くそう」という意識に現れる。「人を責める」意識より「人を許す」意識に現れる。その人の心の根底にある色彩が、その人らしさ、すなわち個性を決め、心の「透明度」がその人の「爽やかさ」を決定する。戦い方は個性の違いはあるけれど、どんな個性であっても、心の「透明度」が高いほど、人生における「勝ち負け」の勝率は明らかに高くなる。

結局、〝心の濁り〟を如何に素早く透明にしていくかという戦術が、人生に勝利し続けるための秘訣なのだと思う。

37

見返りのない「陰徳」を重ねることが、その人物の品格やオーラを創る

誰も見ていないから、道端にゴミを捨ててしまった……。誰も見ていないから、落ちていたお金を拾って自分のものにしてしまった……。そんな時、昔の人は、「お天道様が見ているよ」と言って、人のいない場所でも悪いことをしないように子供たちに〝見えない目〟の存在を伝えた。イギリスでも、「目のポスター」を街の防犯対策に導入し、盗難発生率が40％も低下したという。どうやら人は、「目の存在」を感じると〝良心のスイッチ〟が入るらしい。

西洋最高の彫刻とされるアテネのパルテノン神殿の屋根を制作したフェイディアスは、会計官が「誰も見えない背中の部分まで彫って請求するとは何事か」と支払いを拒んだ時、「そんなことはない。神々が見ている」と答えたという。「目の存在」を意識したからこそ、

彼は手を抜くことなく、細部にまで意匠を凝らして、最高の芸術を生み出したのだ。

一方で、「人の目が存在する場所」で美徳を成すには、ちょっとした良心の呵責と勇気が必要だ。お年寄りに席を譲る時や迷惑行為をする人に注意する場面を想像すればよい。けれども、それは時に人目を意識した〝自己アピール〟につながっていることもある。「人の目が存在しない場所」で美徳を成すということは、〝見えない目〟をどこかで意識しているからできることなのかも知れない。この見返りのない「陰徳」を重ねることこそが、その人物の品格や人を惹きつけるオーラを創ることになるのだ。

発言や行動と違って、心の中は他人の目には見えない。つまり心の中は、「人の目が存在しない場所」でもある。その心の中で〝見えない目〟、つまり〝自分の思いや考えを見通している目〟の存在を意識して、正しく、美しく生きようと努力する中に、人は人生の価値を高めていくことができるように思う。そして……、究極的には自分自身こそが〝見えない目〟そのものであることを自覚することができたなら、もはや目の存在すら意識する必要はなくなる。

38

病気になる理由は持っているけれど、治る理由を持っている人は少ない

〝包丁で指を切った〟〝転んで膝を擦りむいた〟〝虫に刺されて皮膚が腫れた〟……。こんな時、その時は痛みや不快を感じるであろうが、これがいつまでも続くとは決して思わないだろう。時間がたてば必ず修復することを経験的に知っているからだ。

「心の奥底」で、潜在意識が、疑いなく「治る」ことを無意識のうちに信じている場合は、その通りに現象化し、予定通りの結果が訪れる。けれども、ある馴染みのない病名を医師に告げられて、ご丁寧にも、それが悪化する〝確率〟や最悪の病状がどうなるかを説明され、更に再確認するように、自分でもインターネットで検索する。その時に、「心の奥底」に入るものは何であろうか。「治らない」という確信と、不安や恐れ、絶望や焦燥などの暗い想念であろう。

実は、医師に告げられた〝確率〟というのは、医師の悲観的な予言を疑いなく「心の奥底」に入れ、暗い想念に支配された人たちが、その結果どうなったかという〝確率〟なのだ。当然、良い〝確率〟であるはずはないが、ある意味よく〝当たる〟わけである。

「潜在意識が信じているものが現象化する」という法則を思い出して欲しい。多くの人は、自分が病気になる理由は持っている。けれど、病気が治る理由を持っている人は少ない。ストレスや過労、不摂生も病気になる理由であろう。人生が自分の思い通りに進行していない時、人はその原因を他の人や環境のせいにし、あるいは病気を創ることで正当化しようとする。自分は病気だから、人生は思い通りになっていないのだと。

人生を、病気に支配されずに生きたいものだ。然《しか》らば今、自分が健康でなければならない理由をこそ見つけるべきなのだ。病気にかかっている場合ではない理由を見つけよう。病気が治らなければならない理由を見出そう。暗い想念に支配されず、自分自身こそが自分の身体の支配者であることを思い出そう。それこそが、病気を寄せ付けず、病気を克服するための最大のヒントなのだ。

39

「人生」という道を進む

「肉体」という乗り物の運転手は「心」だ

「車の運転には性格が出る」という。ルールをしっかり守ってスマートに運転する人。ノロノロ、フラフラ運転する人。イライラ、せっかちに前の車に詰め寄る人。もちろんこれは「車の性能」の問題ではなく、ハンドルを握っている「人の性格」の問題である。

道路を「人生」に見立てれば、車はそこを進んでいく人間だ。車体は人間の「肉体」であり、新品のスポーツカーもあれば、年代物のセダンもある。軽もあれば、ダンプもあり、外観はさまざまである。

身体的な特徴は、生まれつきの要因もあるが、日頃の「手入れ」により〝性能〟を維持することは可能である。けれど、手入れを怠たり、無茶な運転をして事故を起こすと故障する。これが病気やけがの状態である。

車体の故障は修理工場という「病院」で直せば良い。時には車検という「定期健診」も必要である。車体が「肉体」なら、運転手に相当するのは何だろう。ハンドルさばきが上手な運転手は、道路状況が変化しても、臨機応変に、安定した乗り心地で車を進める。一方、立ち往生したり、同じ道を何度もぐるぐる走っていたり、交差点で間違ったルートを選択する運転手も存在する。これは、人生における苦難・困難、あるいは判断や選択における〝迷い〟を象徴しているようでもある。そう、「肉体」という乗り物で、「人生」という道を進んでいる運転手は「心」なのだ。

けれど、運転は下手くそでもいい。時にはドライブインで休憩してもいい。道に迷って、他の運転手に助けてもらっても良い。さまざまな運転経験を経て、少しずつ技術が向上していけば良い。車体が故障したら、修理すればいい。多少ポンコツになってもいい。一番大事なことは、カーナビの「目的地」に何を入力するかである。人生の「目的地」が間違っていることに気付いたなら、いつでも書き換えればいいのだ。道はつながっているのだから、「希望」に向けてどこからでも出発は可能である。

40

人生にとって、最も価値のある資源は時間である

若い人もいろいろな人生の悩みを抱えてクリニックに相談に来る。その悩みのほとんどが、人生の目標が見出せず、人との接し方がわからず、面白くない日々を過ごしているという〝ゆとり世代〟特有のものだ。そんな彼らに、「何をやっている時が一番楽しい？」と聞くと、ほぼ百発百中で「（コンピューター）ゲームをしている時」と答える。

現代の風潮と言ってしまえばそれまでだが、日本の未来が彼らに託されていると考えると、ちょっと空恐ろしくさえ感じる。

ゲームは、それに熱中している時は、現実から逃避させてくれても、再び現実に向き合った時の「悩みを解決するヒント」は何も与えてくれない。だから、現実から逃れるために再びゲームにのめり込むという悪循環ができる。

内容や使い方にもよるだろうが、一般的にゲームが人間性を向上させるとは思わない。シューティング・ゲームで、カッとなった自分を抑制する自制心は身に付かないどころか、むしろ「邪魔な敵は、速攻で倒すことが快感につながること」を学習させているようでもある。

ロールプレイング・ゲームでは、他の人や世の中の幸福のために、自分を犠牲にしても尽くすという生き方の美しさを学ぶというよりは、「自分中心の世界観を広げることが人生成功の秘訣である」と学ばせているようにも思える。仮想と現実の区別がついていない人が起こす事件が世の中に増えていることも気になる。

人生にとって、最も価値のある資源は時間である。1日24時間が万人に平等に与えられており、それをどう使うかによって人生は確実に変わる。息抜きのための、たまの享楽は良いとしても、人は限られた命の時間を無駄に浪費するために生きているわけではない。仮想の世界に閉じこもるのではなく、現実の世界で、身体を鍛え、心を豊かにするために費やされた時間は、必ず人生を成功に導くための付加価値を与えてくれるはずだ。

41

「命」は有限であるからこそ尊く、大切にしなければならない

恐怖とはいったい、どこから来るのであろうか。突き詰めれば、それは「自己保存欲」から来る。自分を守ろうとする本能だ。生きている人間にとって、最大の恐怖とはおそらく「命」を失うことであろう。けれど、〝恐怖する心〟は、実は自分自身が創り出しているものでもある。

例えば、深い海の上をひとりで泳いでいて、「もしかしたら、サメがいるかもしれない」と想像しただけで、体はこわばり、息が苦しくなり、恐怖心に縛られて溺れそうになるだろう。客観的に、それが現実になる確率は限りなくゼロに近くても、一度恐怖を創り出すと、振り払うことはとても難しく、怯え続けることで精神的な意味での〝病人〟を創り出してしまうこともある。

未来についての不幸を先取りして心を病み、見るもの聞くものすべてが不安の種になり、そのまま暗闇に迷い込んでしまう人はとても多い。厳しいかもしれないが、あえて問いたい。失うことを恐れる程に大切にしなければならない「命」であるならば、平穏に生きていた時間を何故に無駄にしてきたのか。「命」とは「与えられた時間」と同じことだ。未来についての不幸を予測して恐れることで、さらに「命の時間」を無駄にしていることをこそ恐れるべきではないのか。

人間の「命」は有限であるからこそ、尊い。「与えられた時間」が有限であるからこそ、大切にしたい。どんな事象が人生に訪れたとしても、暗闇ではなく〝光〟の当たる場所を求めて歩いて行きたい。〝光〟とは、愛であり、情熱であり、希望である。未来への希望を抱いて努力を重ねている時、恐怖の入る隙などはどこにもない。結局、恐怖に打ち克つものとは、闇を打ち消す〝光〟なのだ。自分のことよりも自分以外の人たちを守るために、皆が暮らす世の中を少しでも良くするために、自分ができることは何かを考え続けている人に、恐怖など決して訪れない。たかだか数十年程度の命、最高度に光輝いて生きていきたいものだ。

42

心と体のどちらをより鍛えるべきか？ それは間違いなく「心」である

人は何故、「体」に対しては過剰なほどに気を配るのに、「心」に対しては無頓着なのだろう。「体」は鍛え上げているのに、「心」が虚弱な人が多いのは何故だろう。肉体生存が脅かされるような不安を感じた時、「体」を護ろうとするあまりに、「心」を犠牲にしている人の何と多いことか。「心」が虚弱であると、結局は「体」に跳ね返ってくることを知っているだろうか。

〝体が資本〟〝健康が一番〟と言われる。確かにその通りである。病気になると一般に、「心」も弱くなるから。けれど、あえて言いたい。「心が資本」なのだと。もちろん、根拠はある。「体」は健康そのものなのに「心」でつまずいて人生を棒に振ってきた人を何人も見て来た。逆に、「体」に病気はあるけれど、「心」は気丈で明るく、幸福に生きている人にも出会った。彼らの「心」には共通して、自分を守ろうとする自己保存欲を超えた、利他に根差した情熱が存在していた。病気があることを言い訳にしない、力強い使命感が存在していた。

この世で生きている限り、間違いなく「体」は大切にしなくてはならない。健康である方が、もっと活躍できるからだ。けれど、「心と体のどちらを優先させるか？」を問われたら、間違いなく「心」なのだ。「どちらをより鍛えるべきか？」を訪ねられたら、迷わず「心」なのだと言いたい。

〝死ねば終わり〟と考えている人には、残念ながらこの考えはあまり理解されないであろう。いつの日か「体」が死んでも、「心」は持ち帰れる、否、持ち帰らねばならないとしたならば、どちらを重視すべきかは言うまでもない。どんな「心」を持ち帰るべきかを考えたとき、「体」の状態は「心」を磨く〝条件〟でしかないことに気付くだろう。〝条件〟が良かろうが悪かろうが、どんな状況にあっても、「心」の平安を保つための「考え方」を発明していくことこそが人生の目的なのだと思う。

43

人に何かを与えた人生であったのか、それとも何かを奪った人生であったのか

人生に行き詰まった時、伝えたいことがある。「一度死んでみなさい」と。むろん、本当に死ねと言っているわけではない。「死ぬことを想像してごらんなさい」ということだ。「死んだらすべて終わり」と思っていたのに、残ったものがあったと想像してみよう。驚きを禁じ得ないかも知れないが、それは〝心〟であり、〝魂〟と言っても良いものだと気付く。すると突然、巨大なスクリーンのあるシアターに連れて行かれ、自分が生まれてから死ぬまでの「人生劇場」を見せられる。そこは、自らの人生を包み隠さず、すべて振り返り、客観的な評価を受ける場でもある。上映される映画の内容は、人生に訪れたすべての出来事だけでなく、その時に自分が何を思い、どう考え、その結果どうなったかを、生前は自分自身も知らなかった結果も含めて、すべてが明らかにされる全編オリジナルの

超リアルなドキュメンタリーだ。自分が主役。関わったすべての人々が脇役で登場する。果たして自分の人生は、人に何かを与えた人生であったのか、それとも人から何かを奪った人生であったのか。関わった人たちをどれだけ幸せにしたのか。どれだけ不幸にしたのか。そして自分が生まれたことで、自分の過ごした環境や世の中は、少しでも美しく変わったのか。

「完璧な人生」など決してないのだから、プラス・マイナスでプラスがわずかでも多ければ、まずまず成功した人生と考えられる。けれど僕は思う。どうせなら、観客として集まっている大勢の〝先輩たち〟を感動させ、涙を流させ、上映終了時にはスタンディング・オベーションを受けてみたいものだと。そのためには見せ場が要る。そして、観客の想像を超えるような展開が必要だ。それは、苦難や困難の場面における、愛や正義に基づいた勇気と智慧のある決断や行動である。

「今、見せ場が与えられ、観客に感動を与える絶好のチャンスが到来した」と考えるならば、人生にピンチなど決してないのだ。

44

「正しさの基準」は、透明無私な心の中にこそ存在する

テレビや新聞、インターネットによる報道や情報を鵜呑みにし、そのまま信じてしまう人は多い。何故なら、それが「公的に発せられた情報」であるから、疑うことなく、無条件に、心の中に丸ごと〝真実〟として格納してしまう。「だって、ニュースでやっていたから……」「ネットに書いてあったから……」。

そして、「それが社会的な合意だろう」という多数決の原理がいったん働くと、他の人と同調しない〝異端分子〟を、問答無用に排除しようとする社会風潮まで生まれる……。最近流行った〝自粛警察〟などがその典型であろう。愚かである。

果たして現代のマスメディアは、盲信するほどまでに公明正大なのか？　実際に、「一般常識」「当たり前」「通説」「皆がそうしている」という既成概念ほど人生に大きな影響

を与えるものはない。何故なら、「一般常識」と考えているものは、もはや「真偽」「善悪」「美醜」のフィルターを通過することなく、フリーパスで、個人や、場合によっては公的な場面での重要な判断や決断の根拠になり、それが日々の行動へとつながっていくからだ。果たして、盲信しているその「一般常識」は本当に〝真理〟なのか？

決して、すべてを疑ってかかるように勧めているわけではない。正しく価値のある情報もある。けれど、情報を検閲するための真なる「正しさの基準」がわからないのなら、盲信してすぐに〝懐〟に入れてしまう前に、「可能性」でとどめておく努力も必要ではないか。「正しさの基準」は、世の中の〝風潮〟や〝空気〟にあるのではない。各人の透明無私な心の中にこそ存在する。そこだけは誰にも侵されることのない聖域だ。そこに「一般常識」や「自我」が入る余地は全くない。そしてじっくり考えてみたい。その考えが、「真・善・美」に照らして、どれだけ多くの人々を幸福にし、未来に生きる人々にも希望を与えるものであるのかを。

〝常識〟になるべき「正しさの基準」はそこにある。

45

ポジティブな「思い込む力」が最大限に免疫力を高める

〝思い込みが強い〟というのは、「意固地で融通が利かない」とか「視野が狭く認識力が低い」など、悪いイメージで語られるのが普通だ。けれど、「信じたことを容易に手離さない」という意味では、信じる内容が正しく、素晴らしいことであるならば、むしろ良いイメージで語られるべきであろう。

今、新型コロナウイルスのパンデミックの影響もあり、「免疫力を高める」ことが世の中のトピックになっている。雑誌やネットなどさまざまな媒体で免疫力を強化する方法論が語られているが、ほとんどが食事や睡眠、運動やストレスなど生活習慣の改善に関する内容だ。しかし、最大限に免疫力を高める方法論のスタートは、実はポジティブな「思い込む力」にある。

「ウイルスに怯《おび》える以上に、自分にはやるべき使命がある。あんな原初的なものよりも、人間は遥かに偉大な存在であり、負けるはずがないのだ」と強く信じることが身体の内部に働きかけて強い免疫力を生む。リングに向かうボクサーが、「俺、実はそれほど練習してないし、今日は何となく体調悪いし……、勝てないかも知れない」などと考えていたら、間違いなくノックアウトされるだろう。同様に、「感染が怖い。外に出るのが怖いし、買ってきたものも全部消毒しないと気が済まない。いつか自分も感染するんじゃないかと……」と怯えている人の免疫力が高くなるわけがない。

そう、「思い込む力」はネガティブなものであっても、思い込んだ通りの結果を招来することに気付くべきだ。ならば、繰り返し、繰り返し自分に力強い自己暗示をかけることが大切だ。「思い込む力」は、無意識に自らをそれに相応しい状態へと向かわせるからだ。「史上最強になってみせる」と信じ込んでいるボクサーは、自然に「史上最強」のトレーニングを求め、それを実行し、そしてついには「史上最強」になる。つまり、成功するために最初にあるべき必要なものは、ポジティブな「思い込む力」であり、それを実現するための方法論は必ずあとから付いいてくるのだ。

46

日々に検温すべきは体温ではなく、〝心の温度〟である

近頃、新型コロナウイルスに対する感染対策の一環として、毎日検温をしている人が多い。こういった習慣は、これまでほとんどなかったものだから、自分自身の体温の変動を初めて知り、それが正常な状態なのか、新型コロナウイルス感染の結果なのかの判断が自分ではつかなくて、戦々恐々としている人も多い。

家庭で一般に普及している「予測体温計」の場合、検温開始からの温度の上がり方を分析して、結果を予測値で出してくるので、測定のたびに値がずれるのが普通だ。そもそも、体調も悪くないのにわざわざ検温して一喜一憂することに、どれほどの意味があるというのだろうか。体調を維持するために「体温上昇」が必要な場合は、新型コロナウイルス感染以外にいくらでもあるのだから。

何の症状もないのに、熱が少し高いからと、それだけの理由で出勤を控えさせて病院受診を義務付けている会社も多いが、医者もそれほど暇ではないのだ。それよりも遥かに僕が懸念しているのは、逆に〝熱〟のない人たちのことだ。「低体温」とかそういう意味ではない。〝熱〟とは〝情熱〟であり、〝熱意〟であり、〝熱血〟である。

他の人を幸せにし、世の中を少しでも良くすることを目的とした「熱く語れる何か」を持っている人は、いったい皆さんの周りにどれくらいいるだろうか。どんな環境であろうとも、どんな社会情勢であろうとも、自らの信念を貫いて生きている人には言い訳がない。親が悪い、家族が悪い、上司が悪い、育った環境が悪い、時代が悪い、病気が悪い、新型コロナウイルスが悪い……などとは決して考えない。そういった人は、むしろ悪条件をバネにして成功している。体温より気にするべきものは〝心の温度〟である。感染をケアして、それほど大切にしなければならない肉体であるのなら、その大事な肉体を使って、一体全体、何を為《な》さんとするのか。その目的を明確に語れることの方が、遥かに重要だ。自らの人生を熱く、熱血火の如く生きる時、きっと免疫力も高まるはずだ。そう、日々に検温すべきは体温ではなく、〝心の温度〟なのだ。

47

「愛」に見返りという紐を付けると、その瞬間に「愛」は死ぬ

映画やブロードウェイでも上演されたフランスの戯曲『シラノ・ド・ベルジュラック』をご存じだろうか。僕は、若かりし頃に傾倒し、ジェラール・ドパルデュー主演の同映画や、ジャン＝ポール・ベルモンド主演の同舞台を観に行って、「愛と心意気」について学んだことがある。エドモン・ロスタン作のこの戯曲の内容は、容姿に恵まれない騎士シラノが、美しい従妹であるロクサーヌを、生涯をかけて一途に恋慕する物語である。彼女が想いを寄せる、文才のまるでない恋敵でもある友人クリスチャンに代わって、見事な恋文や詩歌を、徹底した影の存在として贈り続け、二人の恋愛を支え続ける。そして、クリスチャンが戦死し、自らの死の間際に、初めて彼女に恋心を告白するという内容だ。

彼は、〝自らの思いを伝える〟ということにおいては成功している。クリスチャンの名

を語り、自らのロクサーヌに対する熱い想いを伝えきっている。だが、その見返りは、決して自分には返ってこない。それどころか、ロクサーヌのクリスチャンを恋慕する気持ちは次第に高まり、シラノは自分の恋敵を有利にするばかりだ。けれども彼は、〝自分の分〟をわきまえていて、「愛する人が幸福を感じている姿」こそが、彼にとっての幸福そのものなのだ。ここには、〝自分の目的〟が思い通りにかなわないと、怒りを爆発させたり、絶望に伏したりという醜さや愚かさは微塵もない。あるのは駆け引きのない爽やかな「心意気」だけだ。主語が「自分」ではなく、「愛する人」であり、目的が「自分のため」ではなく、すべては「愛する人のため」なのである。

「愛」に「見返り」という〝紐〟を付けて送り出すとその瞬間に「愛」は死ぬ。自己を主張しすぎず、少しくらい損をしても、見返りが何もなくても、誰かの幸福のために、「真・善・美」を貫く生き方こそが目指したい「心意気」だ。ただひたすらに、〝無償の愛〟を送り続ける爽やかさよ。けれどその時、〝幸福感〟という最大の「見返り」が期せずして与えられるように思う。

48

〝怒り〟のほとんどは存在価値を否定されたことによるもの

「腹が立ったからやった」。傷害事件を起こす加害者の動機のひとつに〝怒り〟がある。言い方や配慮などの点で、腹を立たせた側に全く非が無かったとは言えないかも知れない。けれど、人に危害を加えるほどまでに、自分の〝怒り〟を表現したいという衝動の背景にあるものは何だろう。危害を加えるまでいかなくても、〝怒り〟という感情の露出は我々の日常でもよくあることだ。

そもそも、何に対しての〝怒り〟なのか。正義を背景にした、公の〝怒り〟以外の、個人的な〝怒り〟のほとんどが「自分の存在価値を否定されたこと」に対する表現手段だ。失恋、解雇、無視、過小評価、注意を受けるなど、自分の存在意義、自分という〝在り方〟を否定されるような出来事に遭遇すると、突如としてキレる。自分を認めない「敵」、自分の言いなりにならない「存在」に対して、〝怒り〟の機関銃を撃ちまくって自分を護ろうとする。

キレる人たちをよく観察していると、「キレ度」と「自己信頼」は反比例していることがわかる。つまり、キレやすい人は、「自己信頼」の欠如がある。通常、「自己信頼」は他の人からの評価によって獲得されるものだ。自分の存在価値を認めてくれる人がいるという確信から生まれる。褒められる、尊敬される、愛される、慕われる、感謝される、認めてもらう、信じてもらう……、そんな経験がないと、人は不安になり、孤独になり、疎外感を感じ、自信を失って、自己の存在意義に疑問を感じ始める。そんな時、それを確認させられるような〝事件〟があるとプチっとキレてしまう。

多くの人が暮らしているこの世界には、眼には見えないけれど、人々のさまざまな感情や想念が渦巻いている。そんな中で、心のこもった、たった一言の感謝の言葉が、祝福の言葉が、ねぎらいの言葉が、誰かの「自己信頼」を回復させ、〝怒り〟の世界から遠ざけ、周囲に存在する人々の心にも光の余波を広げる。そう、簡単なことで世界は美しく変わっていくのだ。

49

新型コロナウイルスが人間から奪った最大のものとは

マスク、フェイスシールド、ビニールシート越しの応対、無人のコンビニ、パーテーションで仕切られたテーブルでの食事、つり革を直接触らないためのフック……。

これを聞いて〝安心〟を感じる人は多いのではないだろうか。このような人は、固い握手、熱い抱擁、スキンシップ、人との触れ合い……と聞けば、きっと〝危ない〟と感じることだろう。もしそうであるなら、「あなたの心は非常に危険な状態にある」と警告しておこう。何故なら、このような兆候は人間の存在をウイルスそのものと同一視し始めているサインであるからだ。

新型コロナウイルスの感染よりも、ずっと破壊力のある〝恐怖心〟という名のパンデミックは、人間からとても大切なものを奪ってしまった。日本において、このウイルスによる死亡率はインフルエンザの比ではなく、非常に低い。感染の現状から考えても、通常の風邪か、あるいはインフルエンザに対する対応で十分であるのに、連日、感染者、重症者や死亡者数をカウントし、感染者と感染経路を特定することで「クラスター認定」をして、人々の恐怖心や不安感を煽り続け、結果的に「人を避けること」が正しいことであり、その〝作法〟を流布し、それに従わない人を〝敵視する〟文化までが根付いてしまった。

新型コロナウイルスが人間から奪った最大のものは、「人命」ではなくて、「人間が温かい存在であるという記憶」である。この「人を避ける」という目的の〝新しい生活様式〟とやらを大義名分として、さまざまなＩＴテクノロジーが人間をより一層「冷たい存在」へと追い込んでいる。決して、世の中の発展や利便性を否定するわけではないが、「人が人と関わらなくなるような世界」は、果たして我々が目指すべき世界であり、そのような世界で、いったい誰が幸福感を得ることができるのだろうか？　人と人とが直接関わることでしか生まれない、「気持ちのこもった温かい触れ合いの記憶」を、決して忘れないでいて欲しい。いつか必ず、そこに戻る日ために。

50

人生の幸・不幸を左右するのは、間違いなく「考え方」である

僕がこれまで一貫して訴えてきたことは、「心」が人間存在の主役であるということだった。「医者は身体を治してなんぼでしょ？」と言われそうだが、何故、僕がここまで「心」にこだわるのか？　それは、「心」が永遠の存在であると信じて疑わないからだ。

人は皆、「必ずいつかは失うもの」に価値を求める。お金、持ち家や車、社会的地位や肩書、美しい妻や出来の良い子供……。それらが手に入れば幸福、手に入らなければ不幸と考える。けれど、人生の旅を終え、死を前にした人が最期に求めるものは何であろうか？

終末期の患者を見送った経験では、この世への執着が無くなった人が求めるものは「心の平安」である。そして「もっと人に優しくしておけば良かった」と一様に言う。そう、最後に人間は「心が平安であること」が幸福だと感じるのだ。「心の成長」については、未

完成であることを自覚し、決して満足することなく死んでいく。

それで〝すべて終わり〟という「考え方」もあるだろう。そうすると、死というのは徹底的に避けたいし、怖い存在でしかない。だから生に執着するし、死ねば終わりなら、自分中心に、〝好き放題に生きるのが幸せ〟と考える人が出てくる。その結果、間違いなく自分も家族も不幸になる。

何度も言ってきたことだが、人生の幸・不幸を左右するのは、間違いなく「考え方」である。「死ねば終わり」が人を不幸にする「考え方」であるならば、「死んでも終わらない」は人を幸福にする「考え方」だろうか？ 答えは「イエス」である。「心の成長」を完成に近づけるために、さまざまな経験を積む目的で、いろいろな環境や立場で、繰り返し人生修業を続けているのが我々の姿だと考えれば、死はひとつの〝卒業イベント〟でしかない。人生における苦難や困難や病気などは、「心の成長」を促進させるための〝砥石〟であり、好き放題やれば〝責任〟も追いかけてくるが、心清く、正しい方向で努力を続けていれば必ず報われる。そのように生きていれば常に「心は平安」であるのだ。だから僕は「永遠なる心」にこだわり続けているのだ。

おわりに

医者というのは「病気」を〝飯の種〟にする仕事だ。医者は、「病気」を治そうと努力している一方で、世の中に「病気」がないと食いっぱぐれてしまうという現実がある。だから、医者の〝集合想念〟の中には、「病気」を求める気持ちが必ずある。治すという仕事を行うためには「病気」が必要なのである。あるいは、データを取るために、薬の効果を確認するために、身につけた技術を発揮するために、「病気」が絶対に必要なのだ。医者から発せられた「病気」を求めるという〝集合想念〟の影響もあってか、世の中には次々と新しい「病気」が誕生し、病院通いする人は〝期待通り〟に増え、医療費は年々高騰する。これが現代医学の現実の姿だ。

このような現代医学の延長線上に、決して明るい未来は描けない。いくらＡＩが診断や治療方針を決定し、医療ロボットが治療を行うようになったとしても、「理念」が同じであるなら結果は同様であろう。人類は決して幸福にはなれない。

現代医学を支配する「理念」は、人間を「肉体存在」と定義しているところから始まっている。〝人間とは「肉体存在」そのものであり、遺伝子がすべてを支配している。「心」は脳の作用の投影に過ぎず、人の性格すら遺伝子が決定する。「科学的」に証明できないものは基本的に受け入れない。人は死ねば終わりで、後には何も残らない〟というものだ。

その結果、現代医学の究極の目的は、「肉体」寿命を延ばすことにある。「肉体」が無くなればゲームセットであるから、徹底的に「肉体」を構成する「臓器」「組織」「細胞」「遺伝子」に執着する。ある臓器が病めば、まず薬で治そうとする。手に負えなければ切除する。それでも駄目なら他人の臓器を移植する。もっとスタイリッシュには、再生医療を利用し、自分の細胞を変化させて移植する……。すべては、「肉体」寿命を延ばすために。

人類全体の健康に奉仕するために、この理念が常に適応されている現代医学は、いずれ限界が訪れるだろう。新型コロナウイルス感染のパンデミックに対する無力がそれをはっきりと暗示している。

決して、現代医学を全面的に否定しているわけではない。「肉体」が健康であることは、幸福であることの一つの条件であることは間違いない。だから、医学の目的において、健康を追求する方向性は間違いではない。そして人は、ある目的（使命）を果たすために、あるいは誰かのために、生きていなければならない場合もあるからだ。けれど、本当に大事なことは、延ばされた命をどう使うのか？　命を延ばされたことが、自分以外の人たちの幸福につながり、世の中にとって何らかのプラスを産み出すことにつながったのかどうかなのである。

人間の本質は決して「肉体」ではなく「心」である。「肉体」は車で言えば車体である。どこに、どのように向かうかを決める運転手こそが本質であり、それが「心」なのである。そろそろ我々は、医学に対する価値観を変えようではないか。どんなに医学が進歩しようとも人間は「老い」、「病気」になり、そして「死」を免れることは誰一人として不可能だ。

人生は、さまざまな出来事を砥石として「心」を磨き、輝かせ、その智慧で、どれだけたくさんの人の「心」を幸福にすることができるかどうかの最高の修行場である。

本書は、医学の価値観を正しい方向に導くための布石であり、その目的はずばり「医療革命」である。「心」にフォーカスした医療は、病気に対する見方や考え方を根本的に変え、その治癒や受け入れの過程において、人生にとって非常に大切な学びや智慧を得ることにつながることを信じて疑わない。

木村謙介

人《ひと》を見《み》て、病気《びょうき》を診《み》ず

2021年2月17日　初版第1刷

著　者 ――――――――― 木村謙介《きむらけんすけ》
発行者 ――――――――― 松島一樹
発行所 ――――――――― 現代書林
〒162-0053　東京都新宿区原町3-61　桂ビル
TEL／代表　03（3205）8384
振替 00140-7-42905
http://www.gendaishorin.co.jp/
デザイン ――――――― 中曽根デザイン

印刷・製本：（株）シナノパブリッシングプレス
乱丁・落丁はお取り替えいたします。
定価はカバーに表示してあります。

ISBN978-4-7745-1890-9 C0047